簡単な動きで脳がイキイキ「シナプソロジー®」

SYNAPSOLOGY®

RENAISSANCE

スポーツジム考案

1日10分の若返りエクササイズ

著 シナプソロジー研究所　　監修 藤本 司 昭和大学名誉教授

KANZEN

はじめに

うまくできなくてもOK 脳の混乱を楽しみましょう!

　本書のタイトルにもなっている「シナプソロジー®」。

　読者の皆さんにとっては聞き慣れない言葉だと思います。わかりやすく言えば、脳に新たな刺激を与えて活性化させるメソッドのことです。

　見る、聞く、触るといった五感 (感覚)、考える、記憶する、計算するといった認知機能へ刺激を与え、その刺激に対して言葉を発したり、笑ったり、身体を動かすなどして反応することで、脳の機能を高めていきます。

　脳は人間にとって、本当に重要な働きをしています。全身の運動や感覚の中枢であり、考える、判断する、記憶するなど、人が人として機能するうえで欠かせないものであるため、 脳機能の維持や向上をはかっていくことがとても大切なのです。

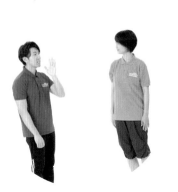
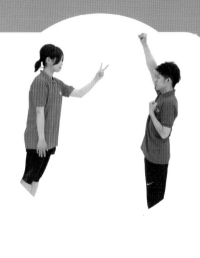

　本書で紹介しているシナプソロジーのエクササイズは、「あれっ？」と戸惑ってしまうものばかり。初めて体験する動きに、皆さんの脳はきっと混乱するでしょう。しかし、うまくいかないからといって、気落ちしたり、諦めたりしないでください。脳は、適度に混乱させられ、新しいことや慣れていないことに対応しようとしているときのほうが活性化するのです。

　特に感染症の予防等で外出がしにくくなっているときは、運動不足に加え、社会活動やコミュニケーション不足から脳の機能の衰えが心配されます。自宅でも意識的に身体や脳を使うことが、機能の維持につながります。

　「できる」ことを続けるより、新たな刺激に対応しようとすることが大事なので、「できないことは、よい刺激を受けている証拠」と気軽に考え、楽しく始めてみましょう。

本書の進め方

1

第1章「シナプソロジーを知ろう」に目を通す

　まずは、第1章の「シナプソロジーを知ろう」を読んでみてください。「開発の経緯」や「シナプソロジーが脳を活性化する理由」「どのような効果があるか」などを知ることで、このメソッドの理解を深めることができます。

　さらに、「シナプソロジーを行ううえでのポイント」、基本動作から刺激を変化させる「スパイスアップ」等も解説しています。これらの項目に目を通しておけば、実際のエクササイズをよりスムーズに行うことができるでしょう。

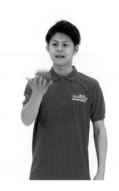

本書で紹介しているシナプソロジーのエクササイズを行う前に、こちらの本書の使い方に、必ず目を通しましょう。正しい進め方を理解したうえで、実際のエクササイズに取り組めば、より高い効果が望めるでしょう。

2

シチュエーションに合わせて「シナプソロジー」に取り組む

続いては、いよいよ本格的な実践です。

第2章では1人でできるエクササイズ、第3章では1対1のエクササイズ、第4章ではグループでできるエクササイズを紹介しています。

そのときどきの状況に合わせて、ご家族やお友達と取り組んでみてください。

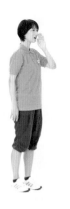 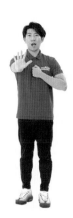 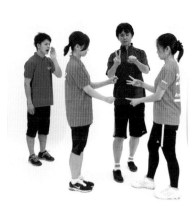

CONTENTS

 第 **1** 章

シナプソロジーを知ろう

コラム② バランスのよい食事を摂りましょう

第2章

シナプソロジーを やってみよう

1人でできるエクササイズ 編

コラム③　適度な運動を行いましょう

第 **3** 章

シナプソロジーを
やってみよう

1対1のエクササイズ編

第 **4** 章

シナプソロジーを
やってみよう

グループでできるエクササイズ編

第 5 章

脳とシナプソロジーの関係を知る

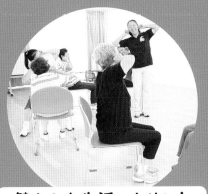

健やかな生活のために！
健康増進

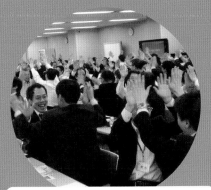

仕事に効果的
職場の活性化

＼これが／
「シナプソロジー」の
エクササイズです！

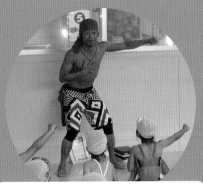

子どもに効果的
知育・発育

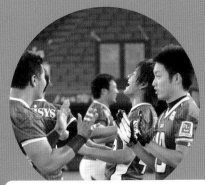

スポーツに効果的
運動機能向上

これが シナプソロジーの

1 広いスペースは 必要ありません

シナプソロジーは本格的な運動やエクササイズとは異なり、決して広いスペースを必要としません。ごく限られたスペースや、机やイスがある場合でも行えます。シチュエーションに合わせて、エクササイズを選んで行いましょう。

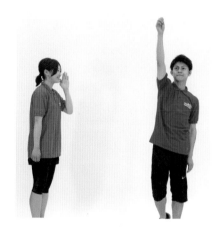

2 1日数分で 実施できます

1つのエクササイズにかかる時間は数分程度です。2～3種類を行っても、10～20分程度で終えることができます。日常生活であれば家事の合間、勤務中であれば会議中や朝礼の時間など、短い時間で行えます。

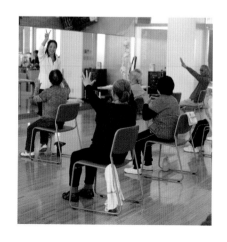

エクササイズです！

3 年齢・性別・体力に 合わせてできます

シナプソロジーは年齢・性別・体力レベルに応じて設定が可能です。そのため、子どもから大人まで、どなたでも実施することができます。現在、介護施設の高齢者から社会人スポーツチームまで、幅広く活用されています。

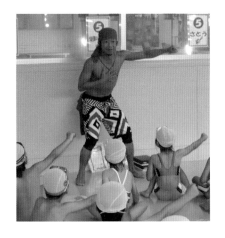

4 みんなで一緒に 楽しめます

シナプソロジーには、複数人で行うエクサイズも多くあります。家族、職場や学校、お友達など多くの人と一緒にシナプソロジーを行うと、コミュニケーションや笑顔が生まれ、とても楽しい雰囲気になります。

みんなで楽しく行うことで、感情や情動に関係した脳も活性化されます。

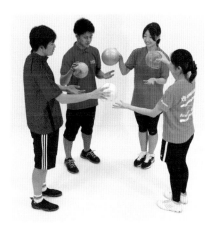

13

1

新しい体験をしましょう

いつもと違う行動で生活に変化を!

　脳にとってよくないのは、変化の乏しい生活を繰り返してしまうことです。一日のほとんどを家で過ごし、閉じこもりがちな生活が続くと、認知症やうつなどになりやすくなります。

　旅行に行く、ボランティアに参加する、新しい趣味を見つけるなど、生活に新たな変化を加えると、さまざまな新しい刺激が得られ、脳が活性化します。

　例えば、旅行に出かけると、初めて見聞きするものや感じるものに出会え、非日常感から感情面での刺激も得られます。もし余裕があれば海外旅行もおすすめです。

　時間をなかなかつくることができないという方は、日々の生活の中で意識的にいつもと違う行動をしてみてください。違う道から帰る、新しいお店に入ってみる、作ったことのない料理にチャレンジするなど、ちょっとした変化でも脳を刺激することができます。

第 1 章

1

シナプソロジー
を
知ろう

シナプソロジー開発の経緯「何がきっかけだったのか?」

「脳」をきっかけに身体を動かす楽しさを

　シナプソロジーの開発がスタートしたのは2010年までさかのぼります。株式会社ルネサンスのシナプソロジー研究所長であり、取締役常務執行役員を務める望月美佐緒は、運動に苦手意識をもっている方に対し、ストレートに運動を勧めても、始めてもらうことは難しい。また、運動を始めたにもかかわらず、「できない」「ついていけない」からとの理由で運動をやめてしまわれる方がとても多いことに対して、何とか手が打てないものか、もっとシンプルに、身体を動かすことそのものの楽しさを伝えられないかという想いを持ち続けていました。そのような中、海外のプログラムを研究していると、脳に着目したプログラムが開発されていること、さらに、水中のプログラムにおいて望月が指導を受けていたネバダ州立大学のメアリー・サンダース教授の「これからの高齢化社会においては『3つのB』が重要になってくる」という言葉もきっかけとなりました。「3つのB」とは、骨(Born)、バランス(Balance)、ブレイン(Brain)を意味しています。その中でも、ブレイン、つまり脳に着目し、メソッドの開発がスタートしました。開発は、全国でスポーツクラブを展開する(株)ルネサンスのメンバーを中心に、介護予防や自治体の受託事業に精通したスペシャリスト等がプロジェクトを組みまし

た。その結果として誕生したのが、シナプソロジーなのです。

　シナプソロジーの開発に際しては、医学的見地からもアドバイスをもらっています。シナプソロジーの医学顧問であり、脳神経外科の権威でもある藤本司先生（昭和大学 名誉教授）によると、脳を活性化させるには、脳に適度な刺激を繰り返し与えることが必要で、楽しく、意欲的に行うことで、さらに効果的になるとのことです。

　シナプソロジーは、このような脳の働きを考えて組み立てられたメソッドであり、より効果的な刺激を脳に与えることで、脳の機能が高められると考えられているのです。

　シナプソロジーの効果については、大学等の研究機関や国のプロジェクトと連携して検証が行われておりますが、今後もさまざまな角度から科学的な検証を行っていく予定です。

～シナプソロジーに込めた想い～

- シナプソロジーを続けることで、脳が活性化し、
  心と身体が整っていきます。

- 心と身体をよい状態に保つことができれば、
  質の高い豊かな人生を送ることができるでしょう。

- シナプソロジーを通して、
  皆さまの人生がより良くなることを心より願っています。

新たな刺激を与えるメソッド 身体を動かして脳を活性化

シナプソロジーで脳に新たな刺激を与える

シナプソロジーとは、じゃんけんやボール回しといった基本的な動きに対して、視覚や聴覚などの感覚器を通じて入る刺激や、認知機能（記憶・学習・注意・集中・思考・言語等）に対する刺激を適切なタイミングで変化させ（スパイスアップと呼ぶ）、その刺激に対して動きや感情を伴って反応することで、脳を活性化させていくメソッドです。

もう少し、詳しく説明していきましょう。

シナプソロジーでは、指示の言葉を耳で聞いたり（聴覚）、目で見て確認したり（視覚）、動きの中で身体やものに触れたり（触覚）することで、脳の一次体性感覚野（P.21図2）という部分に刺激を与えていきます。また、エクササイズの中で、動作を記憶・判断したり、計算を行ったり、発声する言葉を想起したりするなど、認知機能をつかさどる脳に対しても刺激を与えていきます。そして、指示に対して反応する際は、必ず動きを伴いますので、脳の一次運動野（P.21図2）という部分を使って身体の各器官に対して情報伝達を行うのです。特に、手先や口周りを使うことは、脳の一次体性感覚野や一次運動野の広い範囲を刺激することがわかっているため、シナプソロジーでは指先を使ったり、声を出したりすることを多く行います。

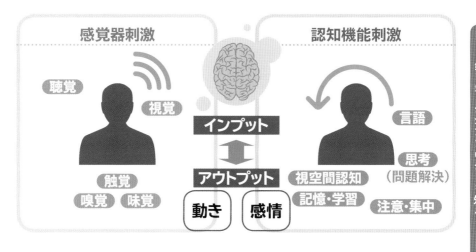

　脳をより効果的に刺激するには、楽しく、意欲的に、繰り返し行うことも大事です。関心や興味を持って行ったり、意識し、集中して行ったり、気持ちよく、楽しみながら行ったりすると、感情や情動に関係した脳も活性化されるのです。

　シナプソロジーのエクササイズには、2人組やグループで行えるものも多く、コミュニケーションを取りながら、皆で楽しく行うことができます。

認知機能とは何か?

「五感(見る、聴く、触る、嗅ぐ、味わう)を通じて外部から入ってきた情報から物事や自分の置かれている状況を認識したり、言葉を自由に操ったり、計算したり、何かを記憶したり学習したり、問題解決のために深く考えたりといった、いわば人の知的機能を総称した概念です。」(公益財団法人 長寿科学振興財団HPより)

スパイスアップが脳にさらなる刺激を与える

　脳を活性化させるには、慣れた刺激だけでなく、適度に混乱させられるような新しい刺激が重要です。そこで、シナプソロジーでは、感覚器を通じて入る刺激や認知機能への刺激を適切なタイミングで変化させるようにしています（これを「スパイスアップ」と言います）。

　シナプソロジーでは、まず基本となる動作を行います。じゃんけん・ボール回し・足踏み・手をたたくなど、誰もが経験したことがあるものも多く、それ以外の動作でも、比較的わかりやすいものにしています。

　この基本動作を何回か繰り返した後、慣れてきたらスパイスアップに移ります。

　スパイスアップでは、指示の言葉を変える、計算を交える、言葉を想起する、新たに記憶する、英語にする、視覚から聴覚情報に切りかえるなど、刺激（スパイス）を変化させていきます。例えば、本書に収録されているエクササイズ「握手＆ハイタッチ」（P.104）を例にして説明します。基本動作では、「1」と指示されたら2人で握手、「2」と指示されたら2人でハイタッチをします。これをスパイスアップでは、「1」「2」をそれぞれ「赤」「緑」に置き換え、さらに「赤」「緑」から連想されるもの（例えば、「赤」⇒りんご、「緑」⇒かえる等）を思い出したりしながら刺激を変化させていきます。

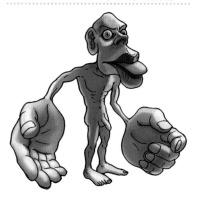

図1：脳外科医ペンフィールドによる
「ペンフィールドのホムンクルス（こびと）」の立体人形

カナダの脳外科医のワイルダー・ペンフィールド（1891〜1976）は、大脳の運動野と感覚野のどの部分が体のどの部分に対応しているかを見つけ出した。
大脳皮質の運動野と感覚野に割り付けられた人体の各部分の相対的な大きさにしたがって、逆に人体を表現したもの（模型・人形等）

一次体性感覚野

一次運動野

脳への刺激はなぜ脳を活性化させるか

　それでは、シナプソロジーを行うことで脳を刺激すると、なぜ脳が活性化するのでしょうか。

　脳はよく使い、刺激（情報伝達）すると「シナプス」という神経細胞同士で情報を伝達する部分（5章で詳しく解説）が増え、逆に使っていないと減ってしまうということがわかっています。脳をよく使うと、シナプスが増え、脳の神経細胞同士が連携することでネットワークを増加させ、脳がより機能するようになるのです。これには、脳が使われると、その機能に関係した部分の血流が増え、神経栄養因子（神経細胞の分化・成長に関係するほか、シナプスを伸長させる働きがある）も増えることが深く関係しています。

　まとめると、シナプソロジーを行うことで、感覚や運動に関する広い範囲の脳や、認知機能をつかさどる脳を刺激します。また、楽しさや爽快感から、感情や情動に関係した脳にも刺激を与えます。さらに、スパイスアップによって、刺激を変化させ続け、脳を適度に混乱させることで、シナプスや神経回路のネットワークをより増加させ、脳の機能を高められると考えられています。

うまくできない
"慣れない"動きが大切

シナプソロジーを行う際に大事な発想の転換とは?

　本書で紹介しているシナプソロジーのエクササイズは、「複数の動作を覚えて指示に対応する」「左右の手で異なる動きをする」「計算しながら手足を動かす」など、日頃慣れない動作を行うので、スムーズにできないかもしれません。

　しかし、うまくいかないからといって、すぐにあきらめないで、まずはやってみましょう。「できること」を続けることよりも、新たな刺激に対応しようとすることで脳が活性化すると、シナプソロジーでは考えているのです。

　例えば、右手の指を折って数字を数えながら、左手でじゃんけんの「グー」「チョキ」「パー」を繰り返すエクササイズで、左手で次に何を出せばよいかわからなくなったとします。すると多くの方は、一生懸命正しい動きが何かを考え、正しい動きをしようと試みますが、このプロセス自体が脳の活性化につながっているのです。

　繰り返しになりますが、「慣れていない」「うまくできない」動きに対応しようとすることが、その人にとっての新たな刺激となり、脳は活性化されていきます。

　つまり、シナプソロジーは、「うまくできる」「正しく行う」こと

を目的としている多くのトレーニングやエクササイズとは発想が異なるメソッドであり、このことが従来にないユニークな特徴なのです。

　シナプソロジーを行うときは、いつもと発想を変え、「できないことはよい刺激を受けている証拠」「できていないときの方がお得」と気軽に考え、失敗を楽しむくらいの気持ちで取り組んでみましょう。

　そう思えれば自然に笑顔も生まれ、楽しい雰囲気になるはずです。

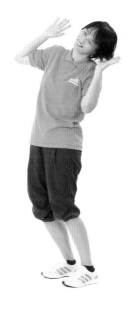

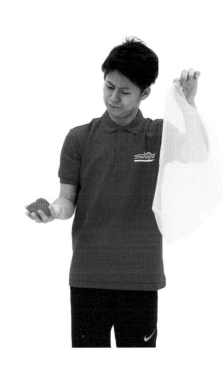

シナプソロジーには
こんな効果がある！

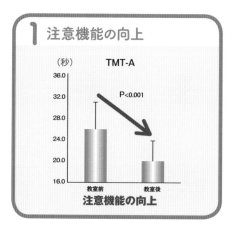

1 注意機能の向上

（秒）　TMT-A

P<0.001

注意機能の向上

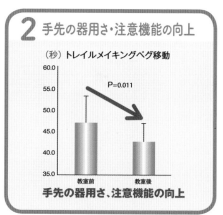

2 手先の器用さ・注意機能の向上

（秒）トレイルメイキングペグ移動

P=0.011

手先の器用さ、注意機能の向上

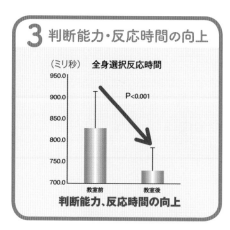

3 判断能力・反応時間の向上

（ミリ秒）　全身選択反応時間

P<0.001

判断能力、反応時間の向上

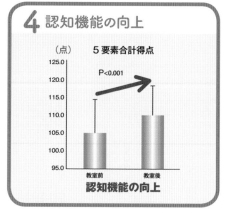

4 認知機能の向上

（点）　5要素合計得点

P<0.001

認知機能の向上

※グラフは、企業に勤める男女26名（平均年齢42.5±6.4歳／男性17名・女性9名）が
　週2回2カ月間シナプソロジーを実施した前後の比較。

シナプソロジーは、多くの効果が期待できるメソッドです。実験の結果、2カ月間継続的に実施することで、その前後で注意機能や判断力の向上等の効果がみられました。

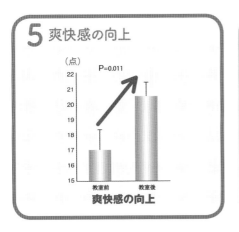

5 爽快感の向上

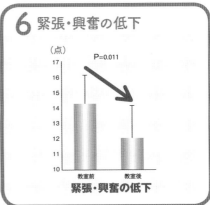

6 緊張・興奮の低下

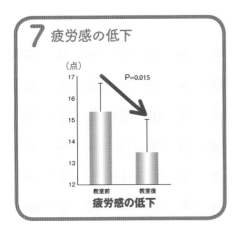

7 疲労感の低下

筑波大学名誉教授・田中喜代次先生が代表取締役社長を務める株式会社ＴＨＦにおいて、効果検証を実施いたしました。

健やかな生活のために！
健康増進

楽しみながら脳と身体を健康にする

　全国の運動教室や健康教室、介護予防教室などでのシナプソロジーの活用が増えています。

　このような教室でシナプソロジーを実施すると、参加者から自然に笑顔と笑い声があふれ、生き生きとした表情になるため、とても喜ばれています。実際に、シナプソロジーの導入後、出席率が上がったという報告もあります。また、身体を動かすことや運動に消極的だった人が、楽しみながらシナプソロジーを行うことで、結果として運動を始めるきっかけとなり、健康につながっているとの声も届いています。

　シニアの方の場合、立った状態での運動が辛い方もいらっしゃると思いますが、シナプソロジーは座っても行えます。座って行うエクササイズも、脳に新しい刺激を与え、主に上半身を動かして反応することで脳を活性化させます。各々の身体の状態に合わせて、幅広く取り組めるメソッドになっています。

　また、認知症予防という点でも、注目が高まっています。シナプソロジーには認知機能の向上に効果があることが実験の結果で判明しているためです。近年の調査では、65歳以上の4人に1人が認知症とその予備軍（軽度認知障害）であると言われており、認知症予防は社会的課題となっています。

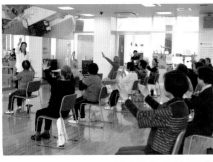
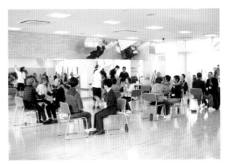
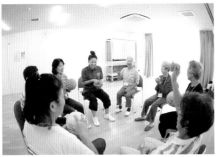
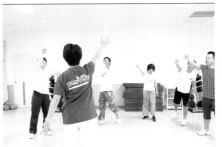

こんな効果が期待できます！

・コミュニケーションが生まれ、楽しく、笑顔になれる。

・抑うつ感や倦怠感が低下し、
　ものごとに前向きな気持ちに変える。

・楽しみながら行うことで、
　より効率的に脳機能を向上させられる。

・認知機能の維持、向上によって、認知症の予防が期待できる。

※実験結果や実施者のヒアリング等より。

介護現場で活用される
シナプソロジー

[
デイサービスセンターなごやか
（なごやかケアリンク株式会社）
]

毎日実施することで集中力がアップ
病状が回復される方も

　これからの超高齢社会の介護負担の軽減や、利用者様が笑顔で楽しく取り組みながら認知機能がアップすることを期待して、シナプソロジーを毎日実施しています。機能訓練や嚥下体操の前に行うと集中力が持続したり、嚥下体操でむせる人が減ったりするので、何かを行う前に取り入れています。

　効果としては、82歳の利用者様（女性）の場合、以前は傾眠傾向がありましたが、集中して取り組めるようになり、シナプソロジーのエクササイズ実施中の反応が良くなりました。

　88歳の利用者様（女性）の場合、パーキンソン病でしたが、無理なく、楽しく行えることで、運動機能の維持向上にも効果があり、主治医からも運動系のシナプスが増えたのではないかとの見解がありました。ご本人も「シナプソロジーをやっているから、その効果かしらね」と嬉しい報告がありました。

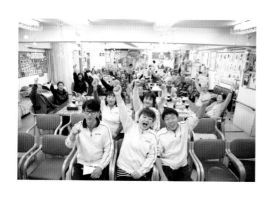

［スマイルデイサービス西荻窪・荻窪・本天沼］
（有限会社ルート）

利用者様が積極的・活動的なお気持ちに変化

　シナプソロジーは2017年から取り組んでいて、毎日１回15〜20分実施しています。

　効果としては、93歳の利用者様（女性）の場合、以前は機能訓練などの身体を動かすことや手作業は、拒否まではいかないものの消極的でしたが、シナプソロジーには興味を持ってもらえ、「これはやらなくっちゃね」と参加されるようになりました。シナプソロジーだけでなく、その後の体操にも積極的に参加されるようになり、活動的なお気持ちに変化されたと感じました。

　87歳の利用者様（男性）の場合、利用開始当初は、すべてに対して受け身で、コミュニケーションも職員の声掛けに応える程度でした。シナプソロジーでは「これはうまくできないなぁ」と、あとで一人で練習する姿が見られるようになり、３ヵ月を超える頃には、みずから職員に声を掛け、今では利用者とも談笑される姿が見られるようになりました。

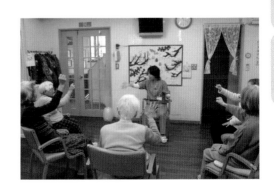

仕事にも効果的！
職場の活性化

脳がリフレッシュ　意欲的に仕事に取り組める

シナプソロジーは企業の生産性向上につながるのでは？　と期待されています。企業に勤める男女を対象にした効果検証を行ったところ、注意機能や判断力などの脳機能の向上とともに、爽快感の向上や疲労感の低下といった心理面における効果がみられました。

企業研修やセミナーでは、緊張をほぐして参加者同士のコミュニケーションをよくすることや、集中力を高めてより高い成果を得ることを目的としても活用されています。

また、社内の朝礼や会議といった場でも活用されており、「朝一番から頭がクリアになった」「疲れた頭がリフレッシュされてアイデアが出やすくなった」「初対面の人とも自然にコミュニケーションが取れた」といった声があがっています。導入企業も増えてきており、シナプソロジーへの注目が高まってきています。

こうしたシナプソロジーへの取り組みが広がっていくように、シナプソロジー研究所では、インストラクター養成コースと普及員養成講座を実施しています。会社のミーティングなどで同僚と行いたいという社会人の方に好評で、社員の方から「自分もチームビルドのために活用していきたい」という声もあがっています。

企業に勤めている以上、すべての事柄に対してストレスフリーでいることは、とても難しいものです。ときには意見の食い違いや、思い通りに仕事が進まないことが原因で同僚と衝突し、社内の空気が重たくなってしまうこともあるでしょう。そんなときこそ、シナプソロジーを行いながら、コミュニケーションをはかることで、職場の良い雰囲気づくりにも大いに役立つはずです。

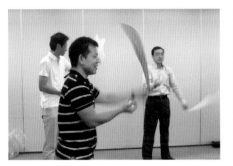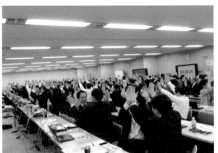

こんな効果が期待できます！

・集中力、注意力が高まり、作業時間の短縮につながる。

・爽快感が得られ、ストレスを軽減する。

・職場のコミュニケーションが増え、活性化する。

・会議などでアイデアが出やすくなる。

・生きがい感が高まり、積極的に仕事に取り組めるようになる。

※実験結果や実施者のヒアリング結果より。

全日本空輸株式会社様
ANAエアポートサービス株式会社様

昨今、シナプソロジーを実施する企業が増えてきました。
航空事業を中心としたエアライングループとして、国内外の航空ネットワークや顧客基盤を活かしながら、さまざまな事業を展開しているANAグループ様の活用事例を紹介します。

研修の集中力向上や現場のミス防止のために実施！

　全日本空輸株式会社様では、社員の方々がシナプソロジーのインストラクター資格を取得して、社内で活用されています。人事部主催のワークショップや担当者会議等では、集中力の向上やアイスブレイクのためにシナプソロジーを活用しています。また、新入社員研修や学生への会社説明会では、集中力の向上に加え、コミュニケーションを向上させるために実施されています。

　空港での旅客サービス業務、グランドハンドリング業務、運航支援業務等を行うANAエアポートサービス株式会社様では、研修や会議での活用の他に、ミス軽減を目的に、始業ブリーフィング時に動画でのシナプソロジーを実施しています。国際線のスタッフの方々へのアンケートでは、73％が「脳が活性化している」と効果を実感されていて、実際、始業ブリーフィング時にシナプソロジーを導入後、２年目以上の係員のミスハンドリング件数が、国際線で減少しているという結果も出ているとのことです。

取り組んでいる社員の皆様からの声

● 朝がなごやかな雰囲気で始まるのでとてもよいと思います。
● 実施することによって、周囲との会話が増えました。
● シナプソロジーをすることで毎日楽しく業務を始めることができています。
● お客様の前に立つ前に笑顔になれるので、対応に役立っています。
● 特に早番の際には、シナプソロジーは非常に効果的だと思います。

このようにシナプソロジーを行っています！

始業ブリーフィング時に
動画でシナプソロジーを
実施している様子。

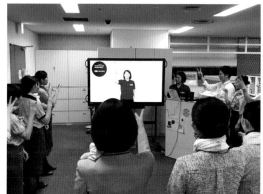

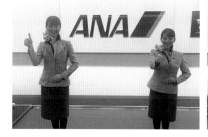
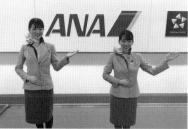

業務で使う用語やポーズ
を使ったエクササイズも
実施しています。

子どもにも効果的！
知育・教育

子どもたちの良好な成長のために

　5〜8歳は神経系が著しく発達する「プレ・ゴールデンエイジ」と言われ、脳をはじめ体内にさまざまな神経回路が急ピッチで張り巡らされていく時期です。

　この年齢に近い3〜6歳の男女32名を対象に、シナプソロジーを一回実施した際の一過性の変化と、2ヵ月間実施した前後の継続的な変化を検証したところ、次のような効果がみられました。

　一過性の変化では、積極的にものごとに取り組める感情が向上したという結果が出ています。また、継続的な変化では、3〜4歳児において記憶力の向上、5〜6歳児において計算力の向上、その他、手指の器用さや脳の注意機能でも向上が見られました。さらには、引っ込み思案な言動が少なくなり、以前と比較して明るく前向きに行動できるようになったなどの報告があがっています。

　2013年1月にはキッザニア東京のイベントに参加していた子どもたちに、シナプソロジーに挑戦してもらいました。もちろん初めて体験する子どもたちばかりでしたが、徐々に慣れていき、後半には笑顔で取り組む子が増えていきました。

　このように、シナプソロジーの実践によって、幼児の良好な成長と発達を促進する可能性が期待されています。本書では、お子様と

一緒にできるエクササイズも多く紹介していますのでお子様等と一緒に楽しみながら行ってみてください。

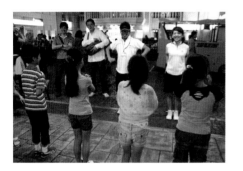

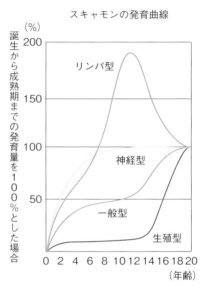

スキャモンの発育曲線

誕生から成熟期までの発育量を100%とした場合

(%)
200
150
100
50

リンパ型
神経型
一般型
生殖型

0 2 4 6 8 10 12 14 16 18 20
(年齢)

こんな効果が期待できます！

・積極性の感情が向上する。
・引っ込み思案が減少する。
・手指の巧緻性、脳の注意機能が向上する。
・計算力が向上する。
・記憶力が向上する。

※幼児を対象としたシナプソロジーの実験結果より。

スポーツにも効果的！
運動機能向上

練習に取り入れることでさまざまな効果が！

　シナプソロジーは現在、野球、スイミング、サッカー、バレーボール、アメリカンフットボール、バスケットボールなど、競技の種類を問わず幅広く活用されています。特に、全国でスポーツクラブを展開するルネサンスでは、30ヵ所でシナプソロジーを導入（2020年4月現在）し、スタジオやプールのグループエクササイズに多くの方が参加しています。

　実際に練習に取り入れているチームからは、「頭と身体の連動性がより高められる」「頭も身体もウォーミングアップできる」「さまざまな状況での判断力がアップする」といった声も聞かれています。

　さらに、シナプソロジーを行うことで、活動的快（活気・元気・陽気・はつらつなど）の向上が実験で判明しており、積極的に取り組めるようになったり、協調性やチームワークが高まったりすることが期待されます。

　また、疲労感の低下も実験の結果として出ています。単調なトレーニングと組み合わせると集中が続き、精神的な疲労感を軽減できるという声が上がっています。

　このように、シナプソロジーはスポーツとも相性がよく、さらなる活用が期待されているのです。

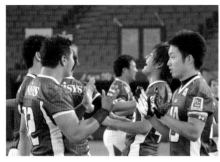

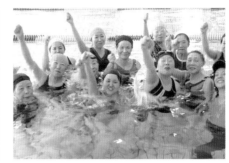

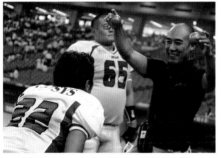

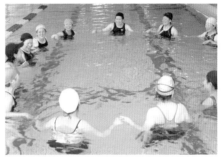

アメリカンフットボールXリーグのBULLSフッ
トボールクラブの練習にも取り入れられている。

スポーツクラブ ルネサンスでは、プールで行う
アクアプログラムにも導入されている。

こんな効果が期待できます！

- ・協調性、チームワークを高める。（※1）

- ・活力、快感情、覚醒度を高める。（※1）

- ・全身の反応性、脳の注意機能を高める。（※1）

- ・状況判断力をアップさせる。（※2）

- ・トレーニングに集中でき、
  精神的な疲労感を軽減させる。（※2）

※1 実験結果より。 　※2 実施者のヒアリングより。

シナプソロジーで
こんなに変わりました！

アドバンス教育トレーナー **手塚幸恵さん**

参加者の皆さんが楽しむことで
笑顔に！

高齢者の水泳運動教室や介護予防教室、専門学校生の授業前や競泳選手対象のトレーニングのひとつとしてシナプソロジーを実施しています。

シナプソロジーを実施すると、参加者の皆さんが笑顔になり、生き生きとしたとてもよい表情を見せてくださります。健康づくりに対して消極的だった方も「楽しみながらできる！」ということで、そうしたきっかけづくりになっていることを嬉しく思います。

また、競技者に対しては、練習中に集中力を切らすことなく取り組めるようになってきたことや、練習の終わりに「辛かった」というよりも「達成感」「爽快感」を覚えて終了することができているように思います。

高齢者向けのプログラムと思われがちですが、資格を取得したことで理論づけて説明できるようになり、よかったと思います。

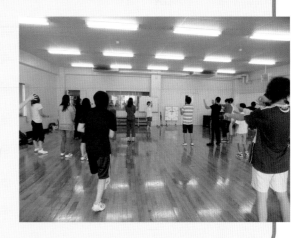

実際にシナプソロジーの指導にあたっているアドバンス教育トレーナーの声を紹介します。企業や介護施設、スイミングスクールなど分野は異なりますが、皆さん、シナプソロジーの効果を感じています。

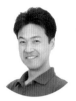

アドバンス教育トレーナー **小池克昌さん**

認知機能の低下予防の現場で 笑顔とハッピーのつながりを

高齢者の皆様を対象に、特に認知機能の低下予防の現場でシナプソロジーを実施しています。

各地で行われている認知症カフェには、認知症の予防に取り組みたい方やそのご家族など、さまざまな皆さんが集まります。シナプソロジーを皆で行うことで、初めて会う人同士でもすぐに仲良くなって会話が増え、お互いの連絡先を交換したり、「帰りにお茶しましょ！」などの声が聞こえたり、社会的な交流に役立つと考えます。また、家族を介護されている方などから「こんなに笑ったのは何年ぶりかしら？」という声を掛けていただくことも多く、前向きな気持ちになっていただくのに役立つと感じます。

認知機能トレーニングを取り入れているデイケア（メモリークニックお茶の水）では、さまざまな症状の軽度認知障害（MCI）の患者様に向けてシナプソロジーを実施しています。一言も話さなかった方でも、デイケア終了時には他の方々とコミュニケーションが取れるようになり、イキイキとした表情に変わってくれます。皆様の変化を見届けることが私の生きがいにもつながっています。この"笑顔とハッピーのつながり"が、どんどん増えてくれると嬉しいです。

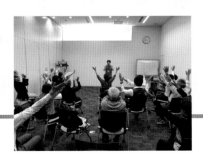

アドバンス教育トレーナー **藤井直子さん**

シナプソロジーを通じて
人生のネットワークに広がり

スポーツクラブや地域の高齢者サークル、企業への出前フィットネス等で実施しています。

スポーツクラブではシンプルな動きで全身を使うようにしています。参加者からは、その後の運動に非常に集中できるというお声があるので、身体と脳のウォーミングアップになっているようです。

高齢者サークルでは、シナプソロジーを行うと一瞬考えるので脳が混乱し、気づくとできない自分に大爆笑になり、仲間と顔を見合わせ、また大爆笑！ それが連帯感となり、コミュニケーションの輪がどんどん広がっています。皆様が「久しぶりに笑った」「楽しかった」と必ず言ってくださるので非常にやりがいを感じています。

企業への出前フィットネスでは、始業前に行っています。「脳にスイッチが入った」というお声が多く、その日は集中して業務ができ、時間を有効に使えるそうです。

すべてに共通するのは、「シナプソロジーの効果を感じられて楽しい！」ということ。効果を感じてくだされば継続につながります。それが次の仕事につながります。シナプソロジーは人生のネットワークの広がりのような気がします。

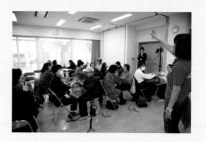

シナプソロジーを始める前に

前頁まではシナプソロジーへの理解を深めるような内容を解説してきましたが、ここからはいよいよ実践編です。具体的なエクササイズの進め方や、指示者・実施者が注意するポイントなどを中心に、より効果的にシナプソロジーを行うためのポイントを説明していきます。

P42 シナプソロジーの効果的な進め方

● 「スパイスアップ」とは?　　● 指示者と実施者について

P44 指示者が注意するポイント

● 「声掛け」のポイント　　● わかりやすい指示

P46 実施の際のポイント

● 声を出しながら行う　　● 動きながら行う
● 基本動作をしっかりと覚える
● 自分のペースで行う

P48 エクササイズページの見方

〔対象ページ〕
● p54〜p69
● p74〜p99
● p104〜p123

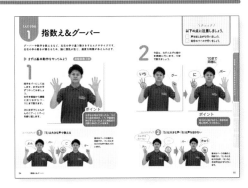

シナプソロジーの効果的な進め方

●「スパイスアップ」とは?

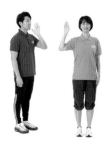 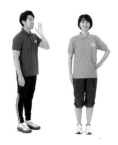

シナプソロジーの各エクササイズには、「基本動作」と「スパイスアップ」があります。基本動作を行った後、スパイスアップで脳への刺激を変化させていきます。

「スパイスアップ」を行うにあたって…

1 まずは基本動作からスタート

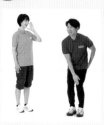

まずは基本動作を行いましょう。どういう動きをするエクササイズなのかを覚えます。動きを覚えたら、指示に対して、どのように動いたり、発声したりすればよいかを理解しましょう。基本動作を適度に繰り返し、慣れてきたら、スパイスアップに進みましょう。

2 続いて「スパイスアップ」に進む

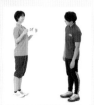 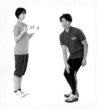

基本動作に慣れてきたら、スパイスアップへと進みます。基本動作から、言葉を変えたり、計算を交えたりすることで、脳への刺激を変化させていくのです。

シナプソロジーのエクササイズを行う上での進め方を説明しています。まずは基本動作を行い、続いてスパイスアップで刺激を変化させていく流れになります。また、指示者、実施者についての注意すべきポイントも説明しています。

③ さらなる「スパイスアップ」に進む

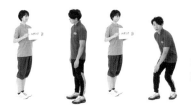

エクササイズによっては、スパイスアップが2〜3種類用意されているものがあります。
　1つ目のスパイスアップに慣れてきたら2つ目、2つ目に慣れてきたら、3つ目のスパイスアップで刺激を変えていきましょう。

●指示者と実施者について

シナプソロジーには、1人が指示者になって、他の人に指示を出すエクササイズがあります。その際の指示者の役割や、実施者が注意すべきポイントについて説明します。

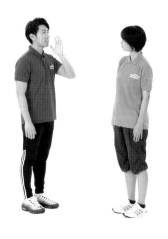

□指示者

発声や動作などによって、実施者に対して指示を出します。実施者は、その指示で動きますから、ハッキリと伝わるように、わかりやすく指示を出しましょう。

□実施者

指示者の声や動きに対応して、エクササイズを行います。指示に合わせて、声を出したり、動作を行ったりしましょう。間違えることは気にせず、自分のペースで行うようにしましょう。

1 「声掛け」のポイント

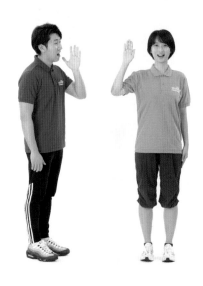

ハッキリと大きな声で

実施者が、指示を正しく理解できるように、指示者は、ハッキリと大きな声で、わかりやすく指示を出しましょう。

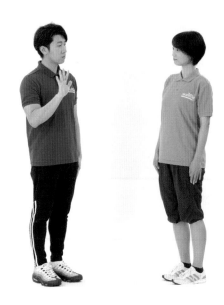

タイミングも大切

指示を出すタイミングも大切です。実施者が、指示した動作を終えたタイミングで次の指示を出すようにしましょう。

2人1組やグループでシナプソロジーを行う場合、1人が指示者になる場合があります。この項目では、指示者が実施者に指示を出す際のポイントを説明。スムーズに行えるように確認しましょう。

2 わかりやすい指示

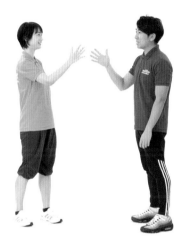

わかりやすく伝える

言葉で指示を出すエクササイズの場合、実施者が迷わず理解できるように、端的に伝えるようにしましょう（長文、不要な言葉を避ける）。

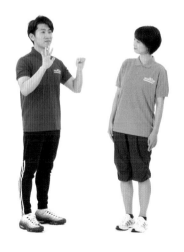

指示の動きをしっかりと見せよう

じゃんけんなどで指示を出すエクササイズの場合、実施者が迷わず対応できるよう、実施者から見やすい位置で、その指示をしっかりと見せましょう。

実施の際のポイント

1 声を出しながら行う

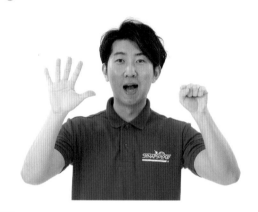

発声によって
脳が活性化

「数字をカウントする」「動きに合わせて声を出す」など、シナプソロジーのエクササイズには、発声しながら行うものが多くあります。口周りを使うことは、脳の広い範囲を刺激しますので、脳を活性化させます。

2 動きながら行う

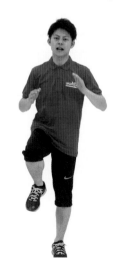

身体を動かすと
脳に血液が

シナプソロジーのエクササイズを行う際は、無理のない範囲で動くことを心がけるようにしましょう。身体を動かすことで、全身の血流が促され、脳にも血液が行き届きます。また、身体を動かすことで、爽快感も得られるでしょう。

この項目では、実施に際してのポイントを説明していきます。「声を出す」「身体を動かす」「基本動作から始める」「自分のペースで行う」など、いずれもシナプソロジーを効果的に実施する上で大切です。

3 基本動作から始める

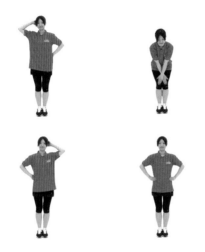

基本動作の後
スパイスアップへ

基本動作から始めましょう。動きを覚え、指示への反応方法を理解します。基本動作を適度に繰り返し、慣れてきたら、スパイスアップに移ります。

4 自分のペースで行う

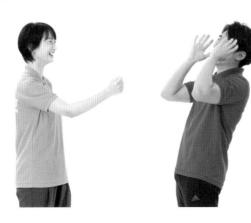

「できなくてもOK」
を思い出す

他の人とシナプソロジーを行う場合、自分だけがうまくできないと恥ずかしく感じてしまうかもしれません。ただ、そのようなときも、あせらず自分のペースで行いましょう。適度な脳の混乱が狙いですので、「できなくてもOK」を思い出してください。

エクササイズページの見方

1 基本動作

連続写真で動き方を視覚的に理解することができます。また、指示者の声で変更するポーズや動きもひと目で確認できるようになっています。

2 ポイント

エクササイズ中の各動作や発声についてのポイントを示しています。スムーズに実施するために、チェックするようにしましょう。

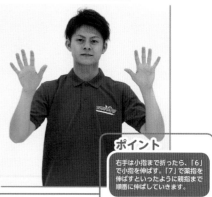

1人でできる
1

指数え&グーパー

グーパーや数字を数えるなど、左右の手で違う動きをするエクササイズです。左右の手の動きが異なるため、脳に混乱が生じ、適度な刺激が与えられます。

▶ **まずは基本動作をやってみよう** 　反復回数 1回

1
両手をパーにして出します。まずは片手ずつやってみましょう。
右手を親指から順番に折りながら「1〜10」まで数えます。

次に左手でじゃんけんの「グー」「パー」を繰り返します。

ポイント
右手は小指まで折ったら、「6」で小指を伸ばす。「7」で薬指を伸ばすといったように親指まで順番に伸ばしていきます。

スパイスアップ **1** 「5」は大きな声で数える

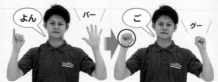

よん ／ パー 　 ご ＼ グー

基本はベースの動きと同様です。「5」のときは大きな声で数えて行います。

54 　指数え&グーパー

エクササイズページの具体的な見方を説明しています。
各エクササイズを効果的に進めるためにも、このページにしっかりと目を通し、動きのポイントやスパイスアップの方法を理解していきましょう。

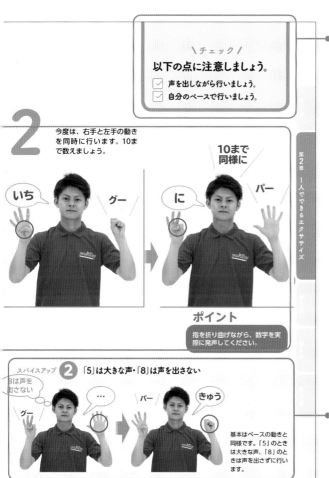

3 以下の点に注意しましょう

各エクササイズで注意するポイントを示しています。エクササイズ前に目を通してください。

4 スパイスアップ

基本動作を行ったあとは、こちらのスパイスアップに取り組みましょう。うまくできないかもしれませんが、このときの脳の混乱が、活性化につながっています。

2

バランスのよい食事を摂りましょう

5大栄養素をバランスよく
ブドウ糖・DHAを十分に

　バランスのよい食事で、栄養を十分に摂ることも脳の健康のために大切です。人間の脳の重さは全体重の2%程度ですが、エネルギー消費量は全身の約20%と言われています。脳はそれだけエネルギーを使いますから、食事には十分な配慮が必要です。

　脳の健康を保つには、身体の健康と同様に、炭水化物、たんぱく質、脂質、ビタミン、ミネラルといった5大栄養素を過不足なく摂れる食事を心がけましょう。

　脳のエネルギー源となるのは、炭水化物が分解されてできるブドウ糖だけです。ブドウ糖は寝ているときも消費されているので、特に朝の食事が大切です。なお、ブドウ糖は、脳に蓄えておくことができないため、1日3食の健康的な食生活で、脳にエネルギーが行き届くようにしましょう。

　また、いわしやさば等の青魚に多く含まれるDHA（ドコサヘキサエン酸）は、脳の神経細胞を活性化させる効果があるため、魚料理も食卓に並べるようにしましょう。

第 2 章

シナプソロジーを
やってみよう！

1人でできるエクササイズ 編

1人でできるエクササイズ

1 指数え＆グーパー

2 手拍子10

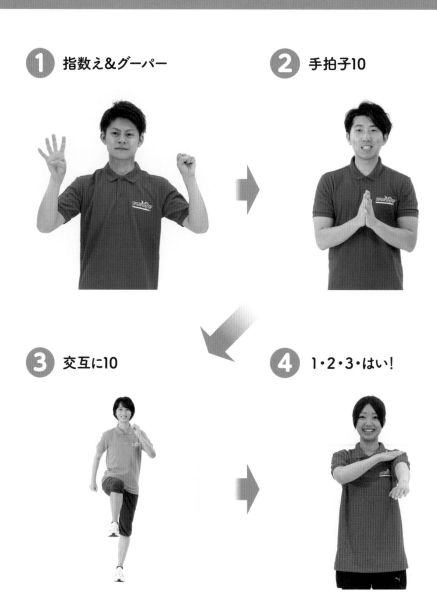

3 交互に10

4 1・2・3・はい！

1人でできるエクササイズ8種です。「エクササイズの進め方」を読んで、まずは試しに行ってみましょう。慣れていない動きで、脳を適度に混乱させて活性化させます。

5 グーパー
グーチョキパー

6 スカーフ＆
グーチョキパー

7 「3」で止まる

8 「3」で止まる
（肩たたき）

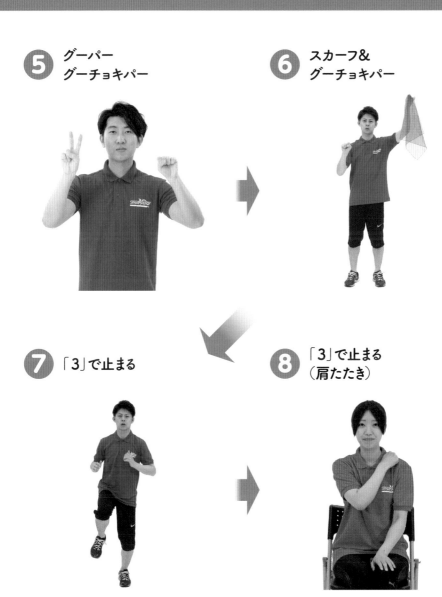

1 指数え&グーパー

グーパーや数字を数えるなど、左右の手で違う動きをするエクササイズです。
左右の手の動きが異なるため、注意を別々に向けながら行います。

▶ まずは基本動作をやってみよう　反復回数 1回

1

両手をパーにして出します。まずは片手ずつやってみましょう。
右手を親指から順番に折りながら「1〜10」まで数えます。

次に左手でじゃんけんの「グー」「パー」を繰り返します。

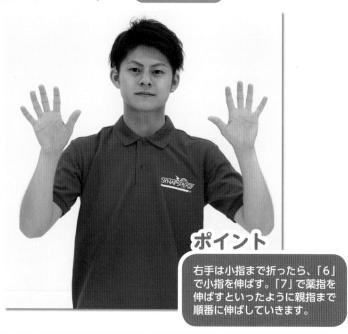

ポイント

右手は小指まで折ったら、「6」で小指を伸ばす。「7」で薬指を伸ばすといったように親指まで順番に伸ばしていきます。

スパイスアップ **1** 「5」は大きな声で数える

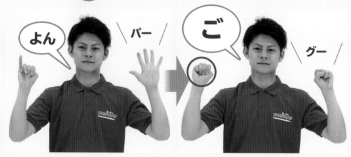

よん　パー　ご　グー

基本動作をしながら、「5」のときは大きな声で数えて行います。

\ チェック /

以下の点に注意しましょう。

☑ 声を出しながら行いましょう。
☑ 自分のペースで行いましょう。

2

今度は、右手と左手の動きを同時に行います。10まで数えましょう。

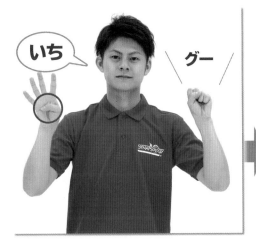

いち

グー

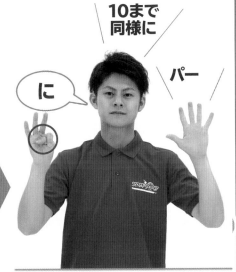

に

10まで
同様に

パー

ポイント

指を折り曲げながら、数字を実際に発声してください。

スパイスアップ **2** 「5」は大きな声・「8」は声を出さない

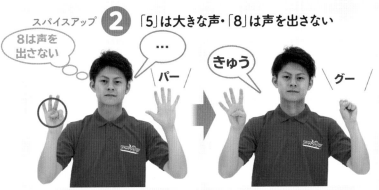

8は声を
出さない

…

パー

きゅう

グー

基本動作をしながら、「5」のときは大きな声、「8」のときは声を出さずに行います。

55

2 手拍子10

手拍子をしながら数字を数えるエクササイズです。声が大きくなったり、小さくなったりするタイミングを意識しながら行います。

▶ まずは基本動作をやってみよう　反復回数 1〜2回

1

手拍子を10回
行います。

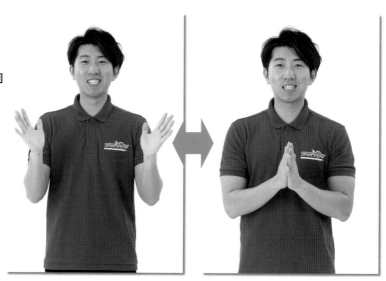

スパイスアップ 1　「3」と「5」は大きな声

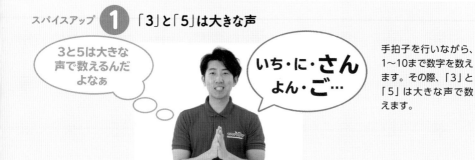

3と5は大きな
声で数えるんだ
よなぁ

いち・に・さん
よん・ご…

手拍子を行いながら、
1〜10まで数字を数え
ます。その際、「3」と
「5」は大きな声で数
えます。

2

手拍子を行いながら、1〜10まで数字を数えます。

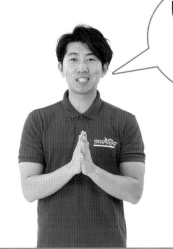

いち・に・さん・よん……

ポイント

数字を声に出しながら行いましょう。

スパイスアップ **2** 「4」と「8」は小さい声

3と5は大きな声、4と8は小さい声で数えるんだよなぁ

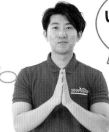

いち・に・さん
よん・ご…

手拍子を行いながら、1〜10まで数字を数えます。その際に「3」と「5」は大きな声、「4」と「8」は小さな声で数えます。

ポイント

自分のペースで行いましょう。

1人でできる

3 交互に10

足踏みや手拍子をしながら、数字を数えたり、英語に変えたりするエクササイズです。数えている数字を記憶で保持しながら、集中して行います。

▶ **まずは基本動作をやってみよう**　反復回数 1〜2回

足踏み2回、手拍子1回を繰り返し行います。

1

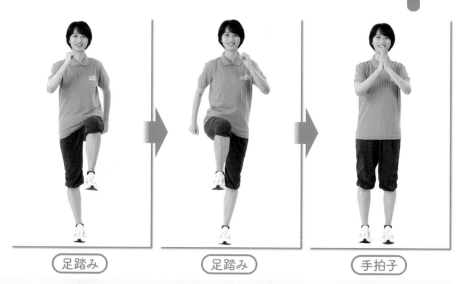

足踏み　　　足踏み　　　手拍子

スパイスアップ **1**　**手をたたくときは英語で数える**

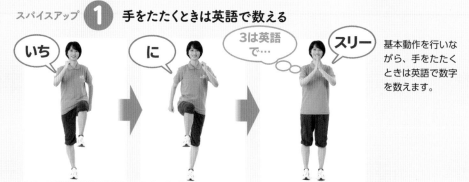

いち　　　に　　　3は英語で…　スリー

基本動作を行いながら、手をたたくときは英語で数字を数えます。

2

1から10まで数字を数え
ながら、足踏み2回、手拍
子1回を繰り返し行います。

ポイント

数字を声に出しながら行いま
しょう。

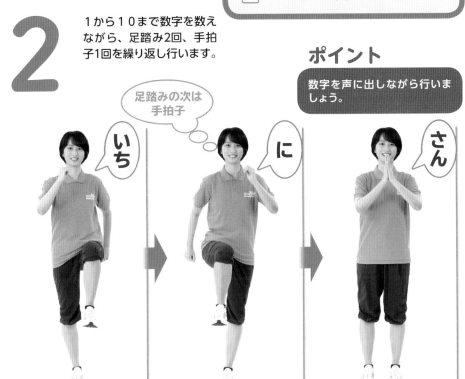

足踏みの次は
手拍子

いち

に

さん

スパイスアップ **2** **10からカウントダウン**

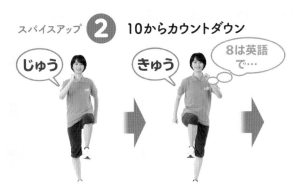

じゅう

きゅう

8は英語
で‥‥

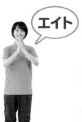

エイト

10から逆に数字
を数えます。手を
たたくときは英語
で数字を数えま
す。

4 1人でできる

1・2・3・はい！

リズミカルに腕をたたきながら、声を合わせるエクササイズです。発声する言葉を変えることで、脳を適度に混乱させます。

▶ まずは基本動作をやってみよう

反復回数 1回

伸ばした右腕の「手の甲」「ヒジ」「肩」を左手で「1、2、3」と声を発しながらたたいていきます。4拍目で「はい！」と発しながら、胸の前で手をたたいてください。次にたたく腕を逆にして「4、5、6、はい！」とリズミカルに続けていきます。

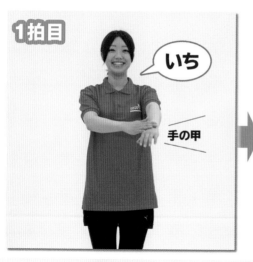

1拍目 いち 手の甲

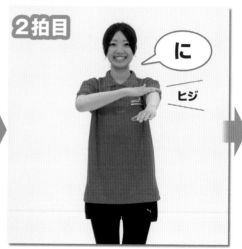

2拍目 に ヒジ

スパイスアップ **1** 数字を「あ、い、う……」に変更

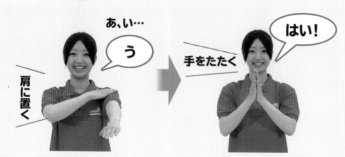

あ、い… う 肩に置く

手をたたく はい！

基本動作で「1、2、3」と発していた言葉を「あ、い、う……」に変更します。右手で「あ、い、う、はい！」、左手で「え、お、か、はい！」という流れで続けます。
※た行くらいまで行いましょう。

以下の点に注意しましょう。

☑ 声を出しながら行いましょう。
☑ 自分のペースで行いましょう。

たたく腕を交互に変えながら18くらいまで行いましょう。

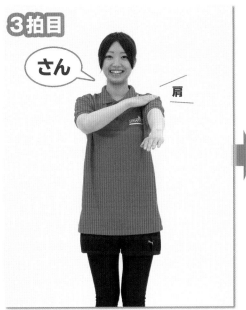

3拍目

さん

肩

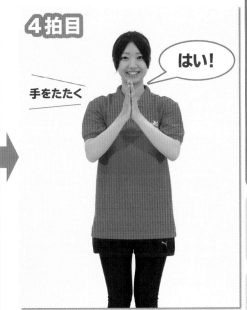

4拍目

手をたたく

はい!

スパイスアップ 2 「はい!」を「あ、い、う……」に変更

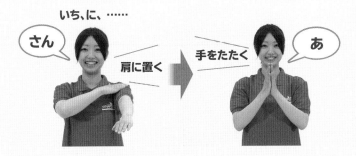

いち、に、……

さん

肩に置く

手をたたく

あ

基本動作で、手をたたく際に「はい!」と発していたところを「あ」「い」「う」の五十音に変更します。「1、2、3、あ」「4、5、6、い」という流れで続けます。
※18くらいまで行いましょう。

5 グーパーグーチョキパー

左右で違う動きを行うエクササイズです。両手の動きを意識しながら、発声も変化させることで脳を活性化させます。

▶ まずは基本動作をやってみよう 　反復回数 3〜5回

1

右手はグーチョキパー、左手はグーパーを両手一緒に繰り返します。

右手

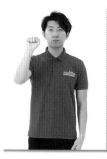 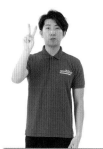 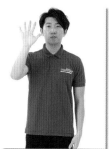

左手

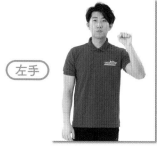 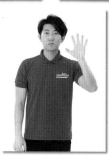

スパイスアップ **1** 「グーパー」と言いながら

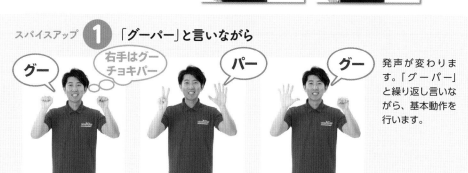

グー

右手はグーチョキパー

パー

グー

発声が変わります。「グーパー」と繰り返し言いながら、基本動作を行います。

2

「グーチョキパー」と
繰り返し言いながら、
基本動作を行います。

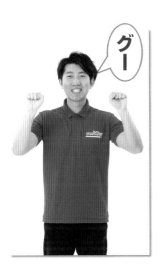

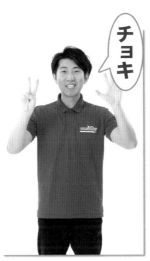

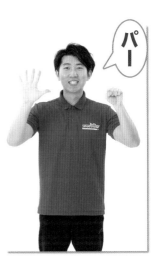

ポイント

声を出しながら行いましょう。

スパイスアップ **2** **数字を数えながら**

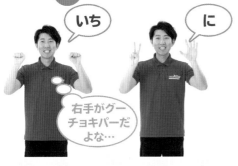

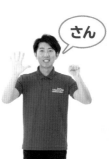

1から10まで数
字を数えながら、
基本動作を行いま
す。

6 スカーフ&グーチョキパー

一方の手でじゃんけん、もう一方の手でスカーフを動かすというように左右の手で異なる動きを行い、脳を活性化させるエクササイズです。

▶ まずは基本動作をやってみよう　反復回数 3〜5回

1

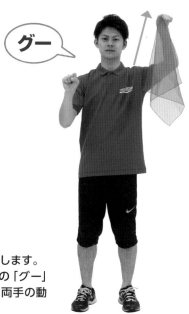

グー

一方の手にスカーフを持って準備します。もう一方の手には何も持ちません。

2

スカーフを持った手は三角形に動かします。次に、もう一方の手はじゃんけんの「グー」「チョキ」「パー」を繰り返します。両手の動きを同時に行いましょう。

スパイスアップ ① 自分の出しているじゃんけんに勝つものを言う

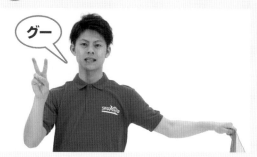

グー

基本動作と同様ですが、発声が変わります。自分が出しているじゃんけんの手に勝つものを言いながら行います。

\ チェック /

以下の点に注意しましょう。

- ☑ 声を出しながら行いましょう。
- ☑ できるだけ大きな動きで行いましょう。
- ☑ 自分のペースで行いましょう。

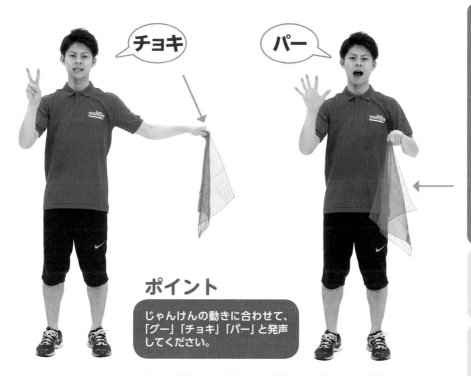

チョキ

パー

ポイント

じゃんけんの動きに合わせて、「グー」「チョキ」「パー」と発声してください。

スパイスアップ ② **自分の出しているじゃんけんに負けるものを言う**

自分が出しているじゃんけんの手に負けるものを言いながら行います。

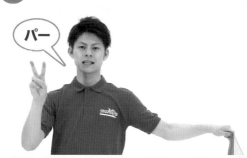

パー

7 「3」で止まる

その場で足踏みをしながら指示に合わせて数を数えるエクササイズです。イスに座ったままでも行うことができます。

▶ まずは基本動作をやってみよう　反復回数 1回

その場で数を数えながら足踏みをします。3拍目で足を止めます。これを21まで行いましょう。

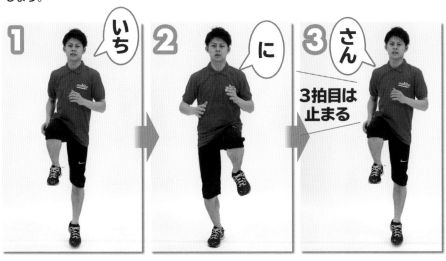

1 いち　**2** に　**3** さん

3拍目は止まる

スパイスアップ **1** 曜日に変える

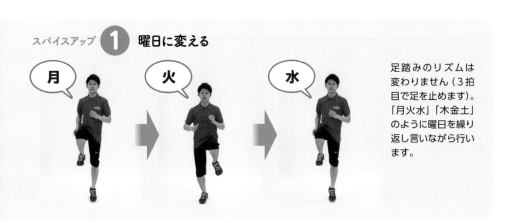

月　火　水

足踏みのリズムは変わりません（3拍目で足を止めます）。「月火水」「木金土」のように曜日を繰り返し言いながら行います。

\ チェック /

以下の点に注意しましょう。

- ☑ 脚は常に3拍目で止まります。
- ☑ 声を出しながら行いましょう。
- ☑ 足踏みは自分に合ったスピードで行いましょう。

ポイント

ご自身のペースで行いましょう。

21を目安に行ってみましょう。

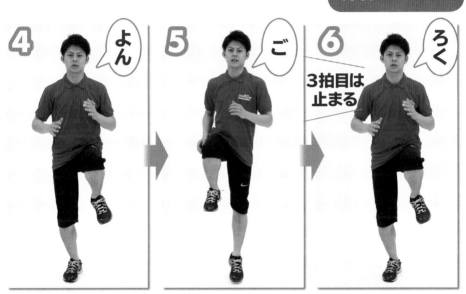

3拍目は止まる

スパイスアップ **2** 日曜日の発声を「イエーイ」に変える

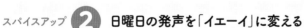
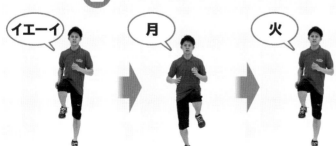

足踏みのリズムは変わりません（3拍目で足を止めます）。日曜日は「イエーイ」と言いながら行います。

「3」で止まる（肩たたき）

1人でできる

8

カウントしながら肩や腰をたたくエクササイズです。イスに座ったままでも行えるエクササイズですので、勉強や仕事の合間のリフレッシュに最適です。

▶ まずは基本動作をやってみよう

肩（腰）をたたきながら数字を数えて、3拍目で止まる動きを繰り返します。21まで行います。

肩たたきバージョン

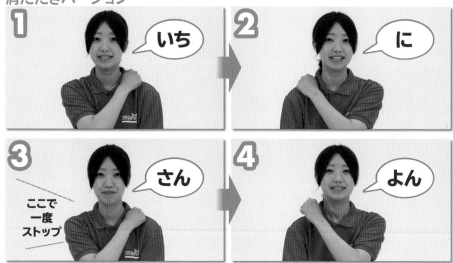

1 いち
2 に
3 さん　ここで一度ストップ
4 よん

スパイスアップ **1**　**カウントを五十音に変更**　※写真は肩たたきバージョン

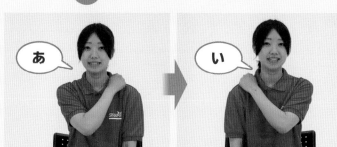

あ
い

カウントを数字から五十音に変更します。「あ、い、う」「え、お、か」「き、く、け」のように声を出しながら肩（腰）をたたきます。

腰たたきバージョン

1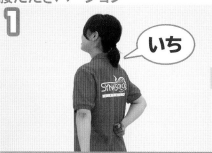
「いち」

2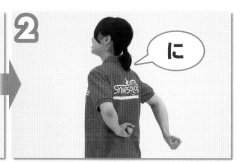
「に」

3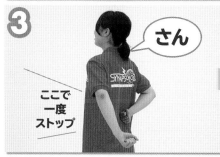
ここで一度ストップ
「さん」

4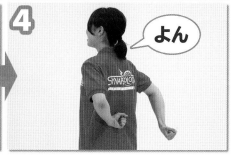
「よん」

スパイスアップ **2**

数字と五十音をミックス

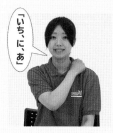
「いち、に、あ」

数字と五十音を混ぜてカウントしてきます。「1、2、あ」「3、4、い」「5、6、う」と声を出しながら肩（腰）をたたきます。

スパイスアップ **3**

3拍目が数字

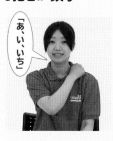
「あ、い、いち」

数字と五十音を混ぜて行います。3拍目を数字にします。「あ、い、1」「う、え、2」「お、か、3」と声を出しながら、肩（腰）をたたきます。

適度な運動を行いましょう

身体を動かすことは
脳を活性化させる

　運動を行うと、脳は体内や外部からたくさんの刺激を受け取り、それを処理してから全身の器官に信号を送るといった活動を繰り返します。各器官と脳との情報伝達が活発になることで、神経ネットワークが増え、脳機能が高まります。さらに、全身の血行がよくなって脳に十分な血液が行きわたり、脳が活動するために必要なブドウ糖や酸素がしっかり届くので、脳の活性化につながります。

　さまざまな研究結果でも、継続的な運動は脳機能の向上に有効であるという報告が出ており、特に有酸素運動は認知症予防にも効果的とされています。

　必ずしもハードな運動は必要ありませんから、本書のシナプソロジーとウォーキングなどを組み合わせ、無理せずに継続できそうなことから始めてみましょう。ちょっとしたウォーキングは、それまでの風景が変わることで新たな刺激が脳に入り、脳の活性化へとつながります。気分が変わることで、脳のリフレッシュにもなるでしょう。

第3章

シナプソロジーを
やってみよう！

1対1のエクササイズ 編

1対1のエクササイズ

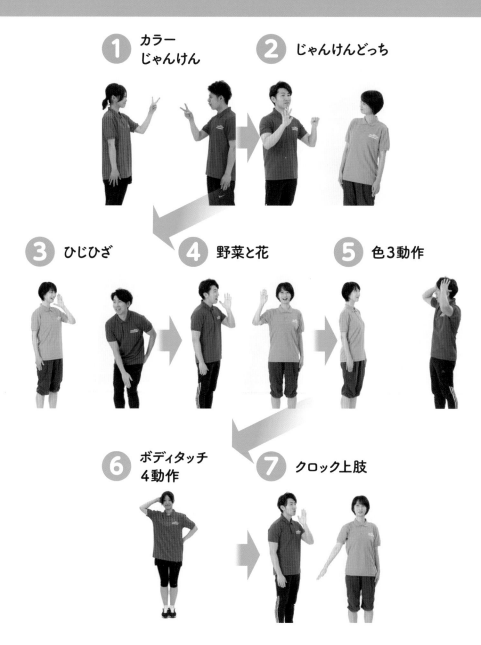

1 カラー
じゃんけん

2 じゃんけんどっち

3 ひじひざ

4 野菜と花

5 色3動作

6 ボディタッチ
4動作

7 クロック上肢

2名でペアになり、1人が指示者、もう1人が実施者となって行うエクササイズ13種です。実施者は指示者の声をよく聞いて、それに対応した動作を行ってください。指示者はわかりやすく指示を出すようにしましょう。

⑧ チョキだけ両手　**⑨ 前後左右**　**⑩ 動物3動作**

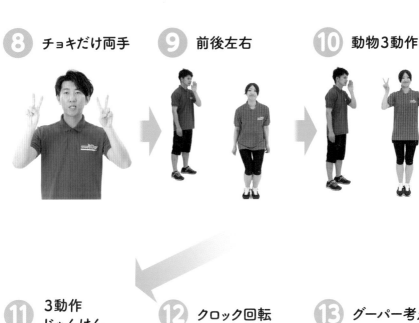

⑪ 3動作じゃんけん　**⑫ クロック回転**　**⑬ グーパー考えて**

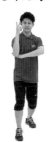
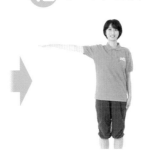
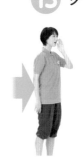
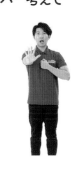

1 カラーじゃんけん

じゃんけんの「グー」「チョキ」「パー」を色に置き換えて行うエクササイズです。色に置き換えられたことで脳が混乱し、活性化につながります。

▶ **まずは基本動作をやってみよう** [反復回数 3〜5回]

1

指示者は、じゃんけんを出します。

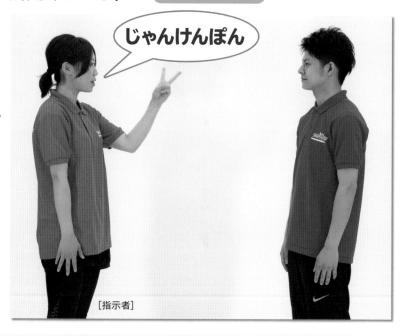

じゃんけんぽん

[指示者]

スパイスアップ **1** **指示者と同じじゃんけんを色で言う**

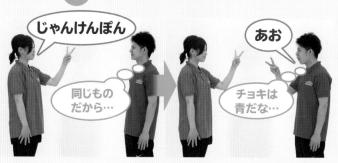

じゃんけんぽん

同じものだから…

あお

チョキは青だな…

基本動作で発声が変わり、じゃんけんを色に置き換えます。グーを赤、チョキを青、パーを黄色に変えて、声に出しましょう。

2

指示者のじゃんけんを見て、後出しで同じものを出します。このとき自分が出すじゃんけんを声に出しましょう。

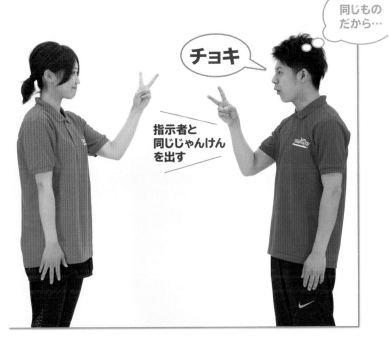

同じものだから…

チョキ

指示者と
同じじゃんけん
を出す

第1章
第2章
第3章　1対1のエクササイズ
第4章
第5章

スパイスアップ **2**　指示者に勝つ

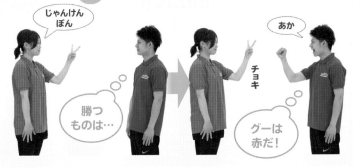

じゃんけん
ぽん

勝つ
ものは…

チョキ

グーは
赤だ！

あか

スパイスアップ①と発声は同じです。指示者が出したじゃんけんに対して勝つものを出しながら色を声に出します。

2 じゃんけんどっち

指示者の出す2つのじゃんけんを見て反応するエクササイズです。視覚での指示が聴覚に変わったり、負ける／勝つを判断したりして行います。

▶ **まずは基本動作をやってみよう** 反復回数 3〜5回

1

グー、チョキ、パーいずれかを1つ出します。

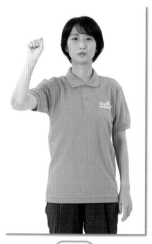
グー

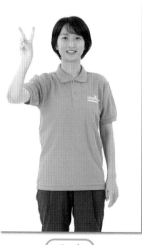
チョキ

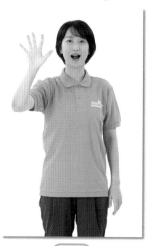
パー

スパイスアップ **1** **負けているじゃんけんを出す**

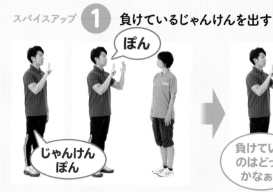

ぽん

じゃんけん
ぽん

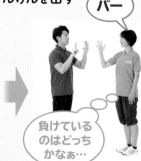

パー

負けている
のはどっち
かなぁ…

指示者の指示は基本動作と同様です。実施者は指示されたじゃんけんを見て、負けているじゃんけんを言いながらその手を出します。

2

指示者は「じゃんけんぽんぽん」と
言いながら、片手ずつじゃんけんを
出します。実施者は指示されたじゃ
んけんを見て、勝っているじゃんけ
んを言いながらその手を出します。

\ チェック /

以下の点に注意しましょう。

☑ 声を出しながら行いましょう。

☑ スパイスアップ②まで終わったら、
指示者を交代して行いましょう。

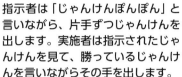

勝っている
のはどっち
かなぁ…

パー

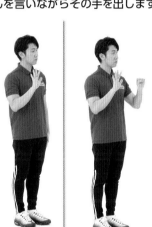

じゃんけんぽん

ぽん

ポイント

じゃんけんを声に出しながら行
いましょう。

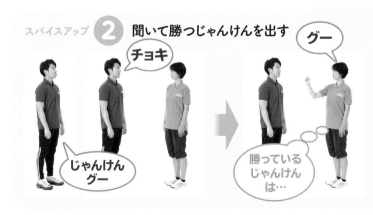

スパイスアップ ② 聞いて勝つじゃんけんを出す

チョキ

グー

勝っている
じゃんけん
は…

じゃんけん
グー

指示者の指示が声に変
わります。指示者は、
「じゃんけんパー、チョ
キ」のように声でじゃ
んけんを2つ言って指
示を出します。実施者
は指示されたじゃんけ
んを聞いて勝っている
じゃんけんを言いなが
らその手を出します。

3 ひじひざ

4つの動作を記憶し、判断するエクササイズです。似たような言葉や文字の指示に注意し、反応しようとすることで脳を活性化させます。

▶ **まずは基本動作をやってみよう** 反復回数 4〜5回

右ひじ、左ひじ、右ひざ、左ひざを触ります。

1

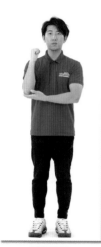
右ひじ

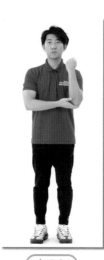
左ひじ

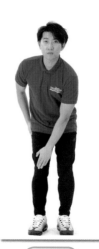
右ひざ

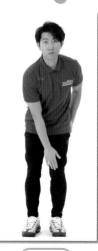
左ひざ

スパイスアップ **1** **言葉と文字をミックス**

ひだり

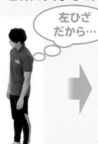
左ひざだから…

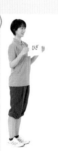
ひだりひざ

指示者は「ひじ」か「ひざ」の紙を見せながら、右か左のどちらかを言って指示を出します。実施者は指示された部位を言いながら、その部位を触ります。

2

指示者は、右ひじ、左ひじ、右ひざ、左ひざのうち1つを言って指示を出します。実施者は、指示された部位を言いながら、その部位を触ります。

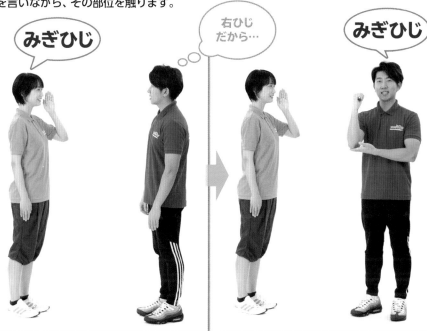

チェック

以下の点に注意しましょう。

☑ 声を出しながら行いましょう。
☑ スパイスアップ②まで終わったら、指示者を交代して行いましょう。

みぎひじ

右ひじだから…

みぎひじ

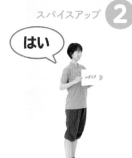
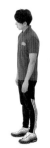
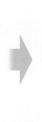
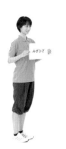
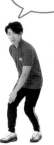

スパイスアップ **2** 紙に書いて指示

はい

みぎひざ

指示者は、「みぎひじ」「ひだりひじ」「みぎひざ」「ひだりひざ」のいずれかの紙を見せて指示を出します。実施者は、指示された部位を言いながら、その部位を触ります。

4 野菜と花

2つの動作を記憶し、判断するエクササイズです。スパイスアップで記憶をし直し、それに反応しようとすることで脳を活性化させます。

▶ まずは基本動作をやってみよう

反復回数 3〜5回

1

右のときは右手をあげます。
左のときは左の腰を触ります。

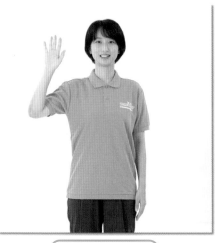

右→右手をあげる

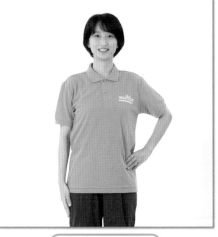

左→左の腰を触る

スパイスアップ **1** **指示する言葉を「野菜」と「花」に変更**

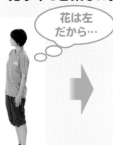

はな

花は左だから…

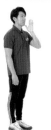

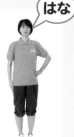

はな

指示する言葉が変わります。右が「野菜」、左が「花」に変わります。指示者は「野菜」「花」のどちらかを言って指示を出します。実施者は指示された言葉を言いながら、その動作を行います。

2

指示者は「右」か「左」のどちらかを言って指示を出します。実施者は、指示された言葉を言いながら、その動作を行います。

\ チェック /

以下の点に注意しましょう。

- ☑ 声を出しながら行いましょう。
- ☑ 指示は聞こえるようにハッキリと伝えましょう。

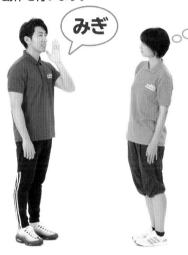

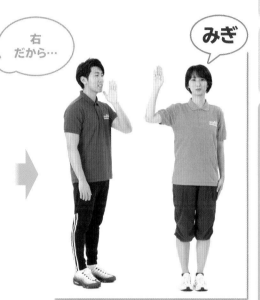

ポイント

指示された言葉を声に出しながら行いましょう。

スパイスアップ **2** 「右」「左」「野菜」「花」の指示をミックス

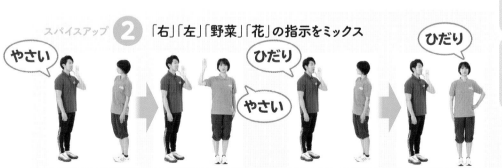

指示者は、「右」「左」「野菜」「花」のうち1つを言って指示を出します。実施者は指示された言葉を言って、その動作を行います。

5 色3動作

3つの動作を記憶して、指示に従って動作するエクササイズです。指示の言葉が変わったり、動作する順番を変えたりすることで脳を活性化します。

▶ **まずは基本動作をやってみよう** 反復回数 3〜5回

1は頭、2は腰、3は脚を触ります。

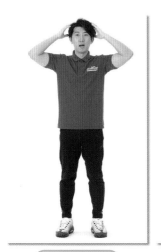
1→頭を触る

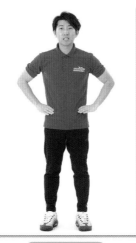
2→腰を触る

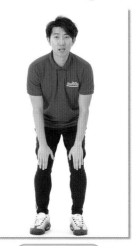
3→脚を触る

スパイスアップ **1** **指示の言葉を数字から色に変更**

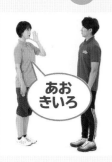
あお きいろ

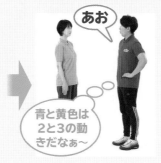
あお
きいろ
青と黄色は2と3の動きだなぁ〜

指示の言葉を「1」「2」「3」から「赤」「青」「黄色」に変えます。3つの色のうち2つを言って指示を出します。実施者は、指示された色を順番に言いながら、その動作を行います。

2

指示者は「1」「2」「3」のうち、2つを言って指示を出します。実施者は、指示された数字を順番に言いながら、その動作を行います。

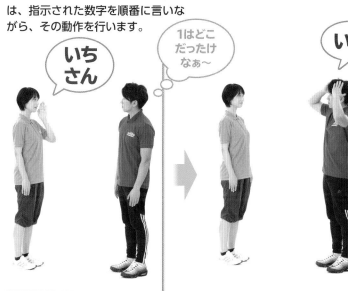

いち
さん

1はどこ
だったけ
なぁ〜

いち

さん

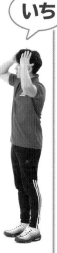

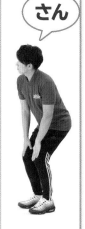

ポイント

2つの動作を連続して行います。

スパイスアップ **2** 指示された色の順番を逆から

あお

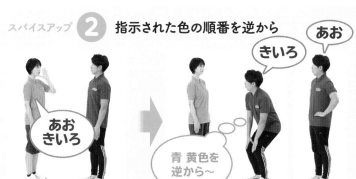

きいろ

あお
きいろ

青 黄色を
逆から〜

指示者は「赤」「青」「黄色」のうち、2つを言って指示を出します。実施者は、指示された色を逆から言いながら、その動作を行います。

第1章

第2章

第3章　1対1のエクササイズ

第4章

第5章

6 ボディタッチ4動作

数字に対する4つの動作を記憶し、指示者の声に合わせてその動作を行うエクササイズです。短期記憶でポーズや数字を保持します。

▶ **まずは基本動作をやってみよう** 　反復回数 3〜5回

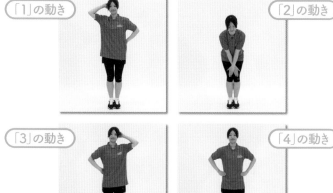

「1」の動き　「2」の動き　「3」の動き　「4」の動き

1 まずは数字に対応する4つの動きを覚えましょう。

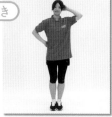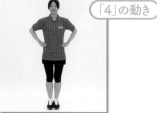

2 指示者が出す数字に対して、数字を声に出しながら、その数字の動作を行います。

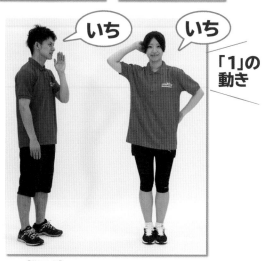

いち　いち　「1」の動き

[指示者]

スパイスアップ **1** **2つの数字で指示**

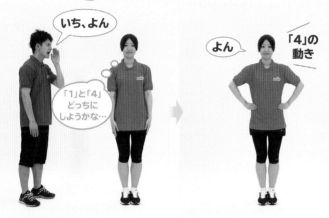

指示者は「1・4」のように2つの数字を連続で指示を出します。その数字のうち1つを選んで数字を言いながら動作を行います。

スパイスアップ **2** **3つの数字で指示**

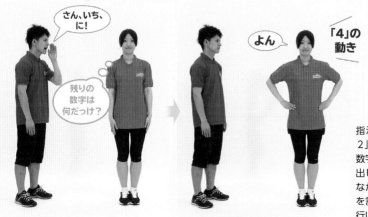

指示者は「3・1・2」のように3つの数字を連続で指示を出します。指示されなかった1つの数字を言いながら動作を行います。

7 クロック上肢

目の前に時計の文字盤があることをイメージしながら行うエクササイズです。腕を使って時刻を表します。

▶ **まずは基本動作をやってみよう** 反復回数 3〜5回

1

自分の目の前に大きな時計の文字盤があるとイメージしてください。上が12時、下が6時、右が3時、左が9時です。

ポイント

イメージしにくい場合は、最初だけ実際の時計を見てみましょう。

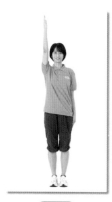 12時
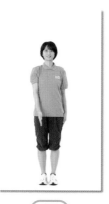 6時
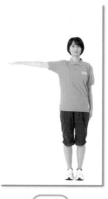 3時
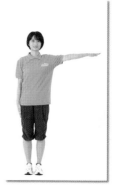 9時

スパイスアップ **1** 「●時の●分前・●分後」

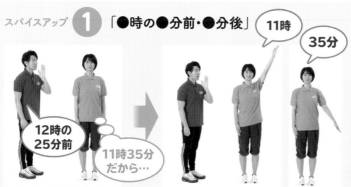

11時 35分

12時の25分前

11時35分だから…

指示者は「何時の何分前」や「何分後」と言って指示を出します。実施者は、指示された時間を計算し、その答えを言いながら、腕で時間を指し示します。

2

指示者は「何時何分」と言って
指示を出します。実施者は、指
示された時間を言いながら、腕
で時間を指し示します。

以下の点に注意しましょう。

- ☑ 手がぶつからない場所で行いましょう。
- ☑ 目の前に時計の文字盤があると
  イメージしましょう。

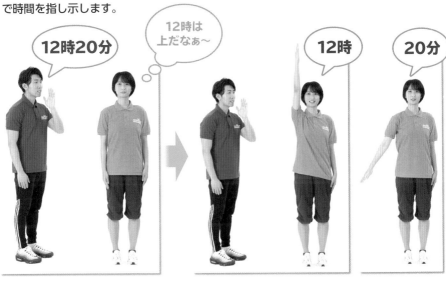

12時20分

12時は
上だなぁ〜

12時

20分

ポイント

時計の文字盤をイメージ
しましょう。

スパイスアップ **2** 「●時●分の●分前・●分後」

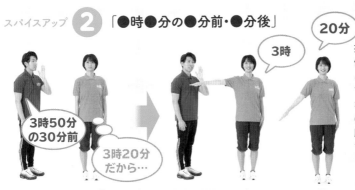

3時

20分

3時50分
の30分前

3時20分
だから…

指示者は「何時何分の
何分前」や「何分後」
と言って指示を出しま
す。実施者は、指示さ
れた時間を計算し、そ
の答えを言いながら、
腕で時間を指し示しま
す。

8 チョキだけ両手

じゃんけんの動作を覚えます。チョキだけ両手になっているので覚えておきます。指示で出されたじゃんけんに対して、判断を行うエクササイズです。

▶ **まずは基本動作をやってみよう** 　反復回数 3〜5回

グーは片手、チョキは両手、パーは片手で出します。

1

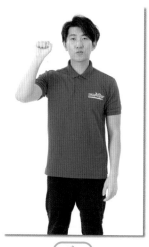
グー

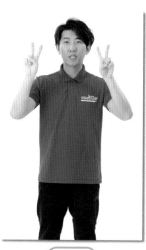
チョキ

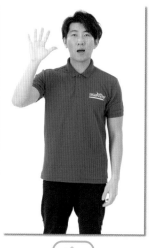
パー

スパイスアップ **1** 　**勝つじゃんけんに変更**　　　グー

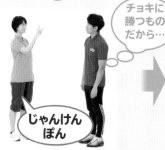

チョキに勝つものだから…

じゃんけんぽん

指示者の指示は基本動作と同様です。実施者は、指示者が出したじゃんけんに勝つものを出します。

2

指示者は、「じゃんけんぽん」と言いな
がら、じゃんけんの手を1つ出します。
実施者は後出しで、指示者が出した
じゃんけんと違うものを1つ出します。

\ チェック /

以下の点に注意しましょう。

- ☑ 声を出しながら行いましょう。
- ☑ 指示者は片手で普通に
  じゃんけんを出します。

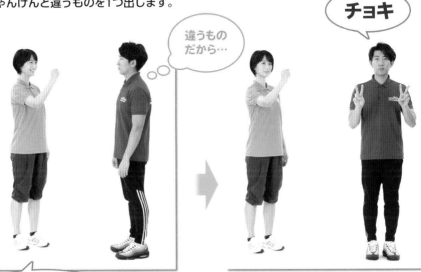

チョキ

違うもの
だから…

じゃんけんぽん

ポイント

じゃんけんを声に出しな
がら行いましょう。

スパイスアップ **2**　**負けるじゃんけん＆チョキは「イエーイ」**

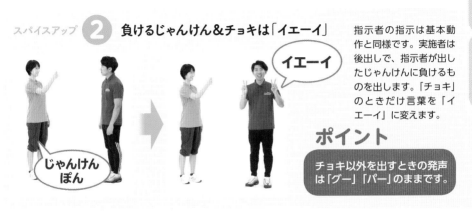

イエーイ

じゃんけん
ぽん

指示者の指示は基本動
作と同様です。実施者は
後出しで、指示者が出し
たじゃんけんに負けるも
のを出します。「チョキ」
のときだけ言葉を「イ
エーイ」に変えます。

ポイント

チョキ以外を出すときの発声
は「グー」「パー」のままです。

9 前後左右

指示者が出す「前後左右」の指示に反応して、ジャンプするエクササイズ。
判断しながら移動することを繰り返します。

▶ **まずは基本動作をやってみよう**　　反復回数　4〜5回

1
まずは、4つの動作を覚えましょう。指示者の声に合わせて、その方向にジャンプします。指示の声に反応して繰り返しましょう。

ポイント
指示者は前後左右の指示をランダムに行ってください。両足でジャンプできない方は、片脚を踏み出すだけでもかまいません。

「前」→前方にジャンプ

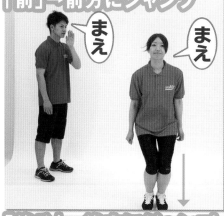

「右」→右側にジャンプ

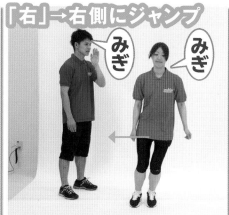

「後ろ」→後方にジャンプ

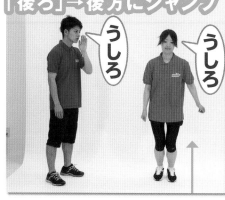

「左」→左側にジャンプ

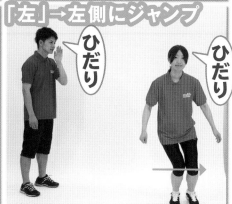

スパイスアップ **1** 指示を「東」「西」「南」「北」に変更

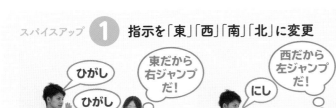

> ひがし
> ひがし
> 東だから右ジャンプだ！
> にし
> 西だから左ジャンプだ！
> にし

指示を「東」「西」「南」「北」に変更します。「前＝北」「後ろ＝南」「左＝西」「右＝東」となります。

スパイスアップ **2** 基本動作とスパイスアップ①をミックス

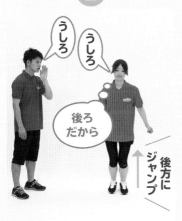
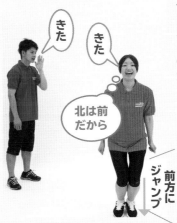

> うしろ
> うしろ
> 後ろだから
> 後方にジャンプ

> きた
> きた
> 北は前だから
> 前方にジャンプ

ベースの「前」「後」「左」「右」の指示と、スパイスアップ①の「東」「西」「南」「北」の指示をミックスさせて行います。

10 動物3動作

指示者が出す「動物の名前」の指示に従って、その動物のマネをするエクササイズ。お子様と一緒に楽しみながらできるメニューです。

▶ **まずは基本動作をやってみよう** 反復回数 3〜5回

1

まずは、3つの動物のポーズを覚えましょう。

キツネ ウサギ カニ

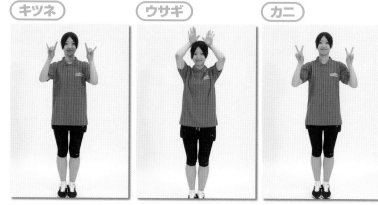

2 指示された動物を言いながら、そのポーズをとりましょう。

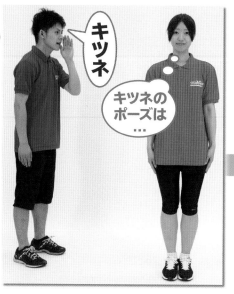

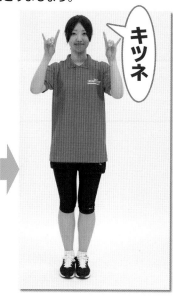

\ チェック /

以下の点に注意しましょう。

- ✓ 声を出しながら行いましょう。
- ✓ 動物になりきって、元気よく楽しく行いましょう。

スパイスアップ **①** 鳴き声をつけて動物の動きをする

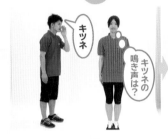
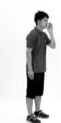
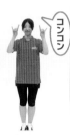

動物名の指示に対して、キツネは「コンコン」、ウサギは「ピョンピョン」、カニは「チョキチョキ」と言いながら動作をします。

スパイスアップ **②** 鳴き声で指示を出す

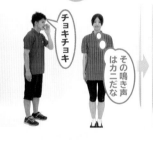
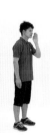
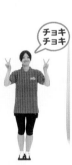

スパイスアップ①の指示を動物の鳴き声に変更します。キツネは「コンコン」、ウサギは「ピョンピョン」、カニは「チョキチョキ」で指示を出します。

スパイスアップ **③** スパイスアップ①と②をミックス

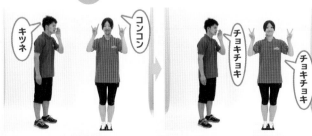

スパイスアップ①と②をミックスさせます。指示者は動物の名前で指示を出したり、鳴き声で指示を出します。

11 3動作じゃんけん

ヒーローのポーズでじゃんけんをするエクササイズ。お子様と一緒に楽しみながら行えます。

▶ **まずは基本動作をやってみよう** 反復回数 3〜5回

1

「グー」の動き 「チョキ」の動き 「パー」の動き

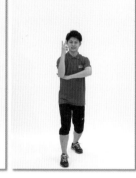 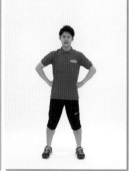

ヒーローのポーズで「グー」「チョキ」「パー」を表します。まずは、3つの動きを覚えましょう。

2

指示者とじゃんけんをします。指示者は手で「グー」「チョキ」「パー」のいずれかを出し、後出しで、それに対応する動作を声に出しながら行います。

ポイント

指示者が出すじゃんけんをよく見て、同じものを出しましょう。

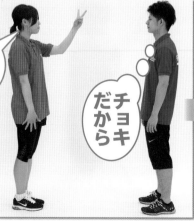 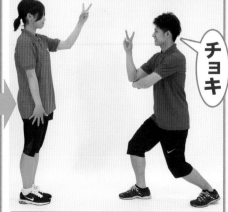

じゃんけんぽん

チョキだから

チョキ

\ チェック /

以下の点に注意しましょう。

- ☑ 声を出しながら行いましょう。
- ☑ 元気よく楽しく行いましょう。
- ☑ できるだけ大きな動作で行いましょう。

スパイスアップ **1** 勝つものを出す

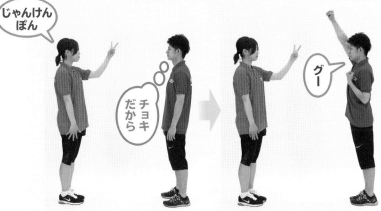

指示者のじゃんけんに対して、勝つじゃんけんを言いながら、動作を行います。

スパイスアップ **2** 負けるものを出す

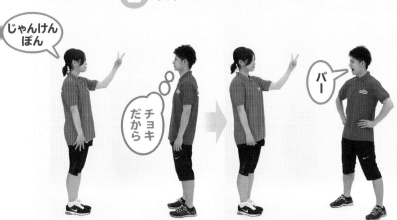

指示者のじゃんけんに対して、負けるじゃんけんを言いながら、動作を行います。

12 クロック回転

時計の文字盤が目の前にあるとイメージしながら行うエクササイズです。文字盤の12時の位置が回転していくことにも対応していきます。

▶ **まずは基本動作をやってみよう** 　反復回数 3〜5回

1 自分の目の前に大きな時計の文字盤をイメージしてください。上が12時、下が6時、右が3時、左が9時です。

ポイント

イメージしにくい場合は、最初だけ実際の時計を見てみましょう。

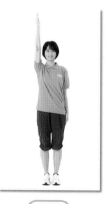
（12時）

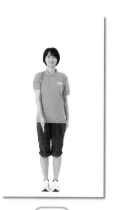
（6時）

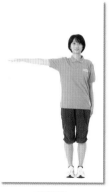
（3時）

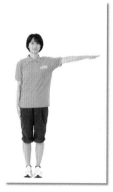
（9時）

スパイスアップ **1** **時計の文字盤を右に90度回転**

3時

右が12時だから…

3時

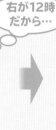
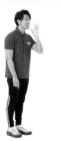

時計の文字盤を右に90度回転させます（右が12時になる）。実施者は、指示された時間を言いながら、その動作を行います。指示者の指示は基本動作と同様です。

2

指示者は、「12時」「6時」「3時」「9時」のうち1つを言って指示を出します。実施者は、指示された時間を言いながら、その動作を行います。

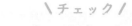
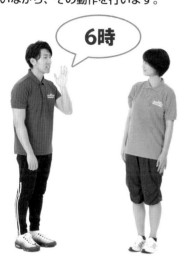

6時

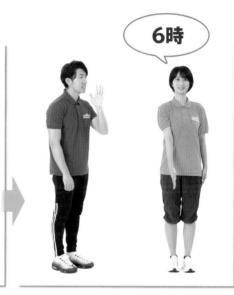

6時

ポイント

時間を声に出しながら行いましょう。

スパイスアップ **2** さらに右に90度回転

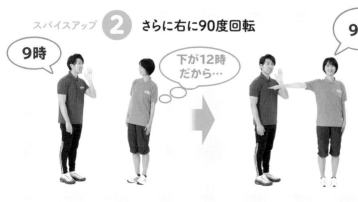

9時

下が12時だから…

9時

時計の文字盤をさらに右に90度回転させます（下が12時になる）。実施者は、指示された時間を言いながら、その動作を行います。指示者の指示は基本動作と同様です。

13 グーパー考えて

2つの動作を覚えます。左右で似たような動作を指示に合わせて判断するエクササイズです。

▶ **まずは基本動作をやってみよう** 反復回数 3～5回

1

前に出した手がグーのときは胸の手がパー、前に出した手がパーのときは胸の手をグーにします。

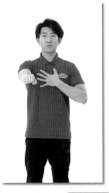 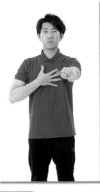 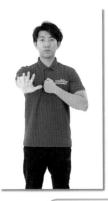 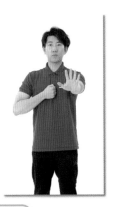

グー   パー

スパイスアップ **1** 「グー」か「パー」を声で指示

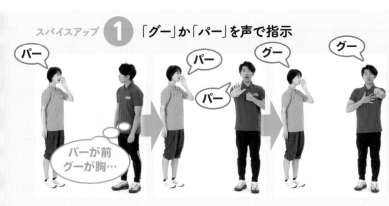

パー

パーが前
グーが胸…

パー
パー

グー

グー

指示者の指示が声に変わります。指示者は「グー」か「パー」を声で指示します。実施者は、指示されたじゃんけんを言いながら、その動作を行います。これを繰り返します。

2

指示者は「はい」と言いながら、グーかパーのどちらかを1つ見せて指示を出します。実施者は、指示されたじゃんけんを言いながら、その動作を行います。これを繰り返します。

ポイント

「グー」か「パー」を声に出しながら行いましょう。

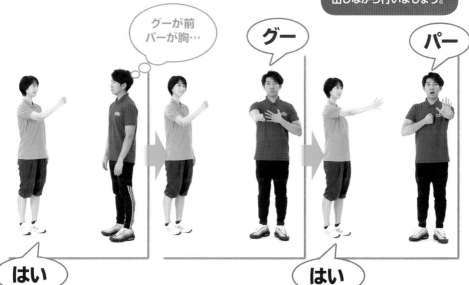

グーが前
パーが胸…

グー

パー

はい

はい

スパイスアップ **2** グーとパーを入れ替える

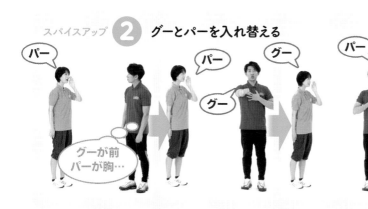

パー

パー

グー

グー

パー

グーが前
パーが胸…

指示者の指示はスパイスアップ①と同様です。実施者は、「グー」と指示されたら「パー」の動作、「パー」と指示されたら「グー」の動作を行います。これを繰り返します。

第1章

第2章

第3章　1対1のエクササイズ

第4章

第5章

99

4

適切な休養・睡眠を取りましょう

睡眠時に情報や記憶を整理
就寝前はリラックスを心がける

　脳を回復させるためには、十分な睡眠が欠かせません。人間は眠っている間にそれまでに脳に入った情報や記憶の整理・定着を行い、翌日以降の思考や行動をスムーズに行えるようにしているからです。

　そのためには、質の高い睡眠をとる必要があります。就寝前には、自律神経のひとつで脳や身体をリラックスさせる副交感神経を優位にさせなければなりません。就寝前にゆったりとした気分で本を読む、癒し系の音楽を聞く、ハーブティーを飲むなどを行い、脳を落ち着かせる習慣を身につけましょう。逆に、パソコンやスマートフォンを見る、騒がしいテレビを見る、激しい音楽を聴く等の行動は、興奮に作用する交感神経を優位にさせてしまうため、避けるようにしてください。

　また、睡眠不足や、昼夜逆転の生活は、心身の病気の原因にもなるので注意が必要です。朝の光には、体内時計を調整する働きがあり、たとえ就寝時間にばらつきがあっても、起床時間だけは一定に保つようにしましょう。

　仕事中も疲れてきたら脳を休ませてあげてください。1時間に1回程度を目安に目を閉じてリラックスするだけでも効果があります。

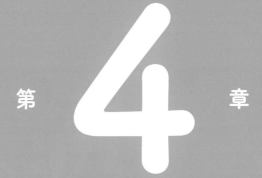

第4章

シナプソロジーを
やってみよう！

グループでできるエクササイズ編

シナプソロジーをやってみよう
グループでできるエクササイズ

1 握手＆ハイタッチ

2 2人組4動作

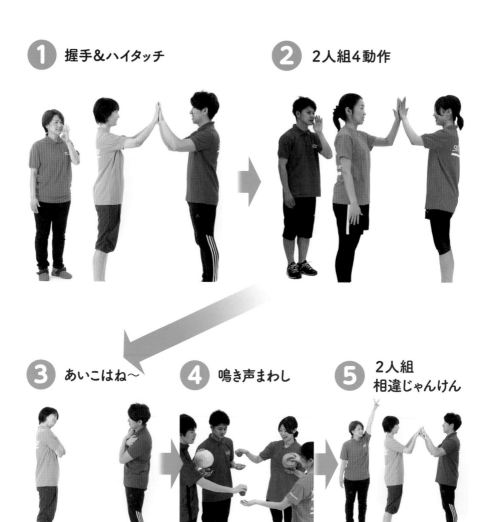

3 あいこはね〜

4 鳴き声まわし

5 2人組 相違じゃんけん

2名以上で行うエクササイズ10種です。指示者は、実施者の動きを見ながらタイミングよく指示を出しましょう。輪になって行うようなエクササイズは、お互いに声を掛け合いながら、協力して行いましょう。

6 お手玉ボール取り　　　**7** 数字ボールまわし

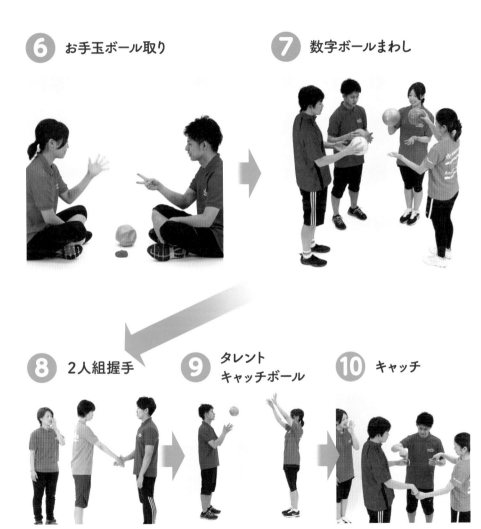

8 2人組握手　　**9** タレント
キャッチボール　　**10** キャッチ

握手&ハイタッチ

2人組で指示に合わせて動作を行うエクササイズです。言葉を連想したり、ド
キドキすることで脳を活性化させます。

▶ **まずは基本動作をやってみよう**　反復回数 3～5回

1

1は右手で握手、2は両手
でハイタッチを行います。

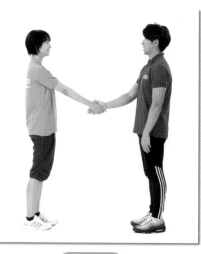

1→握手

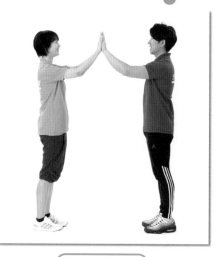

2→ハイタッチ

スパイスアップ **1**　**指示を数字から色に変更**

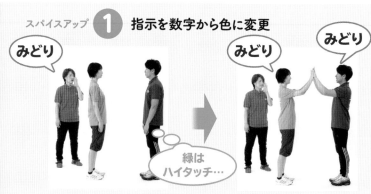

みどり

みどり

みどり

緑は
ハイタッチ…

指示の言葉が「1」⇒
「赤」、「2」⇒「緑」に
変わります。指示者は
「赤」か「緑」のどち
らかを言って指示を出
します。実施者は、指
示された色を言いなが
ら、その動作を行いま
す。

2

指示者は、「1」か「2」のどちらか
を言って指示を出します。実施者
は、指示された数字を言いながら、
その動作を行います。

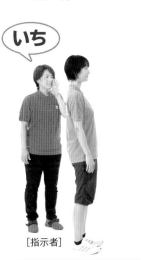

いち

[指示者]

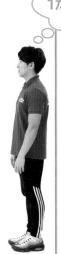

1だから…

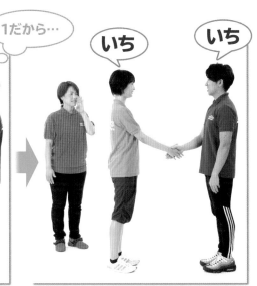

いち

いち

ポイント

数字を声に出しながら行
いましょう。

スパイスアップ **2** 色から連想されるものを言う

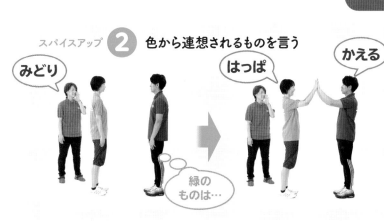

みどり

緑の
ものは…

はっぱ

かえる

指示者の指示はスパ
イスアップ①と同様で
す。実施者は、指示さ
れた色から連想される
ものを言いながら、そ
の動作を行います。

2人組4動作

2人で向きあい、指示の言葉に対して2人で一緒に動作を行うエクササイズです。2人で行うことで、笑ったり、ドキドキしたり、楽しめます。

▶ まずは基本動作をやってみよう　　反復回数 4〜5回

1 まずは基本となる
4つの動きを覚え
ましょう。

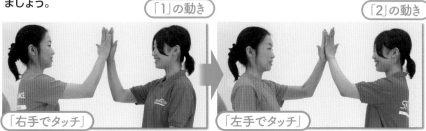

「1」の動き　　「右手でタッチ」
「2」の動き　　「左手でタッチ」

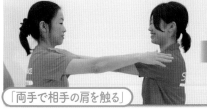
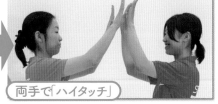

「3」の動き　　「両手で相手の肩を触る」
「4」の動き　　両手で「ハイタッチ」

2 指示者の数字の
指示に対して、そ
れに対応する動き
を声を出しながら
2人同時に行いま
す。

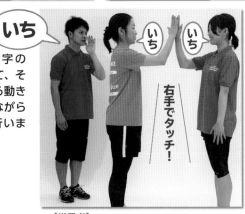

いち　　いち　　いち

右手でタッチ！

[指示者]

以下の点に注意しましょう。

- ☑ 声を出しながら行いましょう。
- ☑ スパイスアップ②で連想する言葉は
  同じものを繰り返さないようにしましょう。

スパイスアップ **1** 指示を色に変更

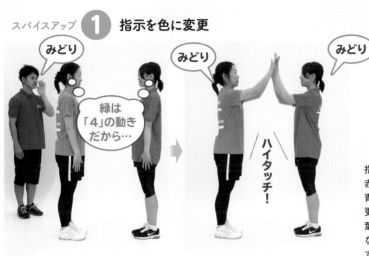

指示の言葉を「1＝赤」「2＝黄」「3＝青」「4＝緑」に変更します。指示の言葉に従って声を出しながら動作を行います。

スパイスアップ **2** 言葉を色から連想するものに変更

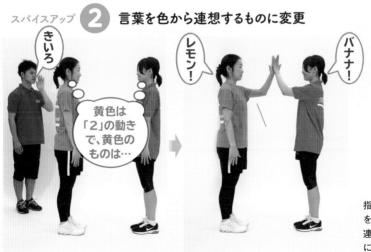

指示された色の動作を行う際に、色から連想されるものを声に出します。

3 あいこはね〜

2人組でじゃんけんを行うエクササイズです。ルールを短期記憶で保持しながら、言葉を思い出すことも行います。

▶ **まずは基本動作をやってみよう** 　反復回数 3〜5回

1

2人組でじゃんけんをします。あいこのときだけ、両手をクロスにして、上体を少し横に傾けます。

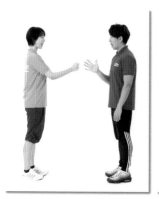

じゃんけん

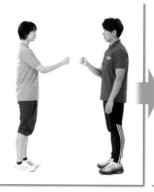

あいこ

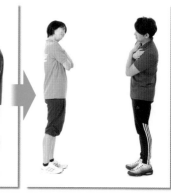

あいこのポーズ

スパイスアップ **1** **負けているじゃんけんを言う**

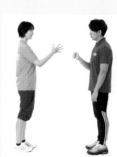

負けている
方は…

じゃんけん
ぽん

グー

じゃんけん
ぽん

グー

2人で同時にじゃんけんをします。2人のじゃんけんを見て、負けている方を声に出します。あいこのときは、「ねー」と言いながら上体を少し横に傾けます。

2

2人で同時にじゃんけんをします。2人のじゃんけんを見て、勝っている方を声に出します。あいこのときは、「ねー」と言いながら上体を少し横に傾けます。

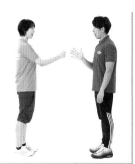

じゃんけんぽん

パー

じゃんけんぽん

パー

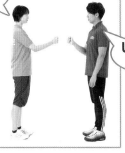

じゃんけんぽん

じゃんけんぽん

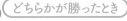

どちらかが勝ったとき

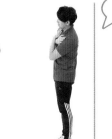

ねー

ねー

ポイント

勝っているじゃんけんを2人で声に出しましょう。

あいこのとき

スパイスアップ **2** グーのときは好きな果物を言う

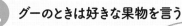

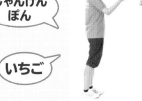

じゃんけんぽん

いちご

果物…

じゃんけんぽん

パイナップル

スパイスアップ①と同様に負けているじゃんけんをお互いに言い、あいこは「ねー」と言います。加えて、「グー」のときは、お互いに好きな果物の名前を言います。

鳴き声まわし

4〜6名で輪になり、ボールやお手玉を渡していくエクササイズです。渡すときの掛け声が変化していきます。

▶ **まずは基本動作をやってみよう** 　反復回数 2周程度

1

4〜6名で輪になり、ボールもしくはお手玉を一人ひとつずつ持ちます。「ハーイ」と声をかけながら、隣の人に右手でボール（お手玉）を上から渡してまわします。
ボール（お手玉）を渡される側は、左手で下から受け取りましょう。

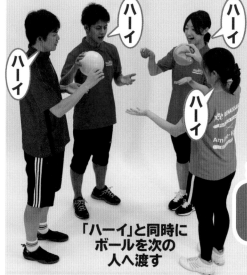

「ハーイ」と同時にボールを次の人へ渡す

ポイント

渡す手は上から、受け取る手は下から

スパイスアップ **1** 　**受け取ったときに鳴き声を入れる**

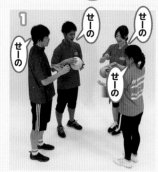

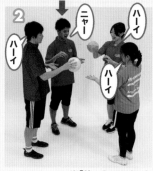

赤いお手玉（ボール）を受け取ったら、隣の人に手渡すときに発声を「ハーイ」から「ニャー」に変更します。

※「せーの」でスタート

以下の点に注意しましょう。

- ☑ テンポが速くなり過ぎないように注意しましょう。
- ☑ 声を出しながら行いましょう。
- ☑ 受け取る手、渡す手の向きを覚えましょう。

2

受け取ったら、また「ハーイ」と声をかけながら隣の人にボール（お手玉）を渡し、動作を繰り返します。

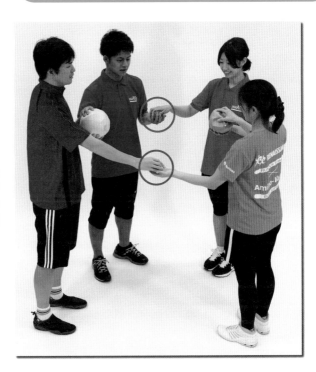

スパイスアップ **鳴き声を2種類**

スパイスアップ①に加え、青いお手玉（ボール）を受け取ったときは、隣の人に手渡すときの発声を「ハーイ」から「ワン」に変更します。

2人組相違じゃんけん

2人で協力しながらじゃんけんをするエクササイズです。ドキドキしながら行えるので、感情面での脳への刺激にもつながります。

▶ **まずは基本動作をやってみよう** 　反復回数 3〜5回

2人組で向かい合わせになります。グーは握手、チョキはチョキの手で指先を合わせ、パーは両手でハイタッチを行います。

1

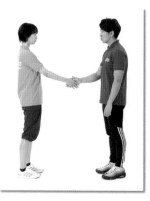
グー

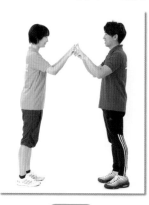
チョキ

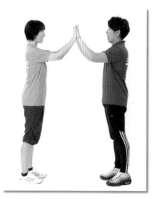
パー

スパイスアップ **1** **勝つものを出す**

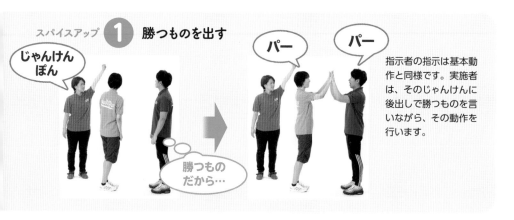

じゃんけん
ぽん

勝つもの
だから…

パー　　パー

指示者の指示は基本動作と同様です。実施者は、そのじゃんけんに後出しで勝つものを言いながら、その動作を行います。

2

指示者は「じゃんけんぽん」と言いながらじゃんけんの手を1つ出します。実施者は後出しで、そのじゃんけんと同じものを言いながらその動作を行います。

\ チェック /

以下の点に注意しましょう。

- ☑ 声を出しながら行いましょう。
- ☑ 指示を出す手は見やすい位置にしましょう。

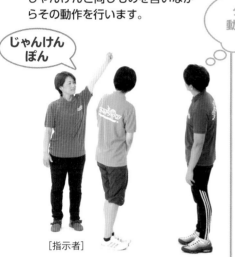

じゃんけんぽん

[指示者]

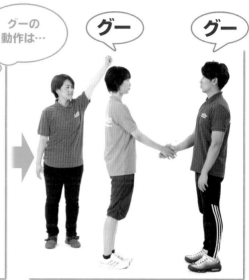

グーの動作は…

グー

グー

ポイント

じゃんけんを声に出しながら行いましょう。

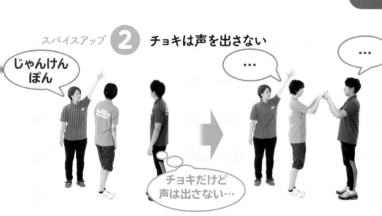

スパイスアップ **2** チョキは声を出さない

じゃんけんぽん

…

…

チョキだけど声は出さない…

スパイスアップ①と同様に、指示者のじゃんけんに後出しで勝つものを出します。加えて、チョキのときだけ何も言わずに行います。

113

お手玉ボール取り

じゃんけんの結果を瞬時に判断して、お手玉やボールを取るエクササイズです。声に出す言葉が変わるため脳に適度な混乱を与えます。

▶ **まずは基本動作をやってみよう** 　反復回数 3〜5回

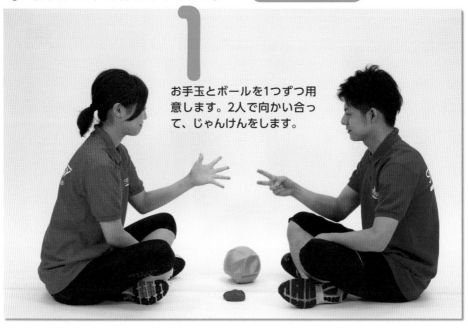

1

お手玉とボールを1つずつ用意します。2人で向かい合って、じゃんけんをします。

スパイスアップ **1** 　**発声を変える**

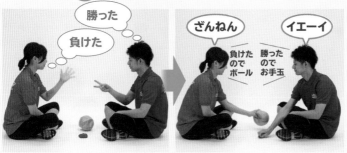

勝った

負けた

ざんねん　　イエーイ

負けたのでボール　　勝ったのでお手玉

勝った人は「イエーイ」と言いながらお手玉を取り、負けた人は「残念」と言いながら、お手玉を取ります。

2 勝ったか負けたかを言いながら、
勝ったほうがお手玉、負けたほうが
ボールを取ります。お手玉とボール
を戻して、繰り返しましょう。

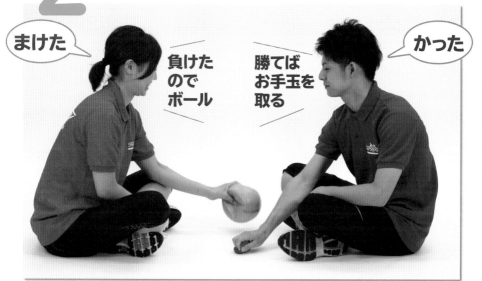

まけた

負けた
ので
ボール

勝てば
お手玉を
取る

かった

スパイスアップ **2** 取るものを逆にする

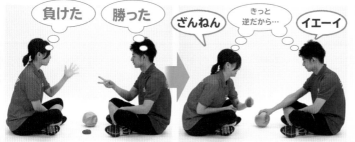

負けた　　勝った

ざんねん　きっと逆だから…　イエーイ

スパイスアップ①と発声は同様です。勝った人は「イエーイ」と言いながらボールを取り、負けた人は「残念」と言いながらお手玉を取ります。

数字ボールまわし

複数人で輪になり、カウントしながらボールをまわしていくエクササイズです。「ボールを渡す」「ボールを受け取る」「カウントする」という3つの作業を同時に行います。

▶ まずは基本動作をやってみよう　反復回数 1回

1

1人1個ずつボールを持って輪になります。

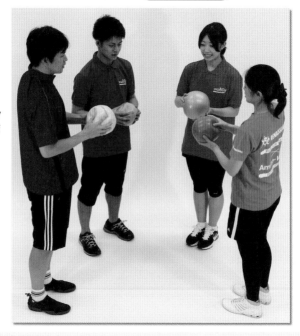

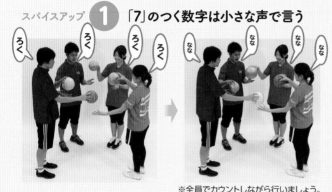

スパイスアップ **1**　「7」のつく数字は小さな声で言う

ろく　ろく　ろく　ろく

なな　なな　なな　なな

基本動作同様に、「1、2」とカウントしながらボールをまわしていきます。そのときに、3の倍数は大きな声で、7のつく数字は小さな声で言います。

※全員でカウントしながら行いましょう。

2

ボールを隣の人へ渡していきます。ボールを渡すときは上から、受け取るときは下からです。全員でカウントしながら 3 の倍数は大きな声で数え、「20」になるまでボールをまわします。

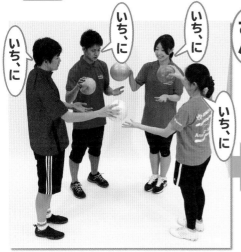

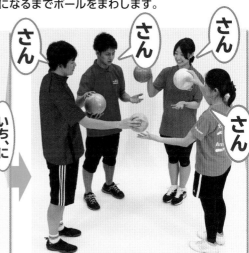

※「せーの」で開始します。

ポイント

ボールをまわすスピードが速くなり過ぎないように注意しましょう。

スパイスアップ **2** 「10」と「20」は「やったー」と言う

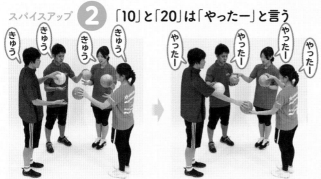

※全員でカウントしながら行いましょう。

スパイスアップ①に加え、10 と 20 は、「やったー」と言いながら動作を行います。

2人組握手

2人組で行うので自然にコミュニケーションが生まれます。数字を判断しながら、発声と動作で反応するようにします。

▶ まずは基本動作をやってみよう

反復回数 3〜5回

1

右手で握手と、左手で握手を行います。

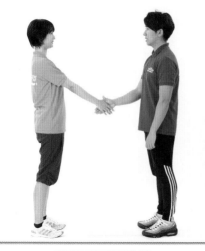

右→右手で握手　　　　　　　　左→左手で握手

スパイスアップ **1** 「右」「左」を「奇数」「偶数」に変更

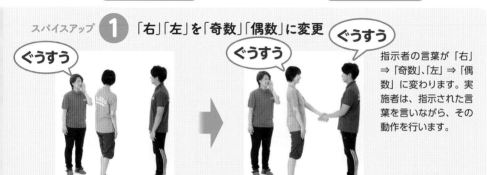

ぐうすう　　　　ぐうすう　　　ぐうすう

指示者の言葉が「右」⇒「奇数」、「左」⇒「偶数」に変わります。実施者は、指示された言葉を言いながら、その動作を行います。

2

指示者は「右」「左」のどちらかを言って指示を出します。実施者は、指示された言葉を言いながら、その動作を行います。

\ チェック /
以下の点に注意しましょう。

- ☑ 声を出しながら行いましょう。
- ☑ 指示は聞こえるようにハッキリと伝えましょう。

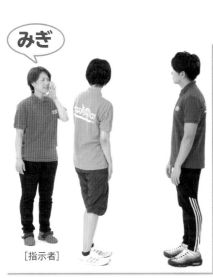

みぎ

[指示者]

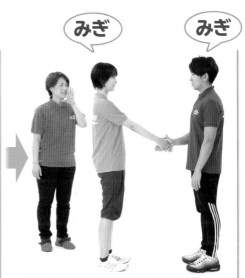

みぎ みぎ

スパイスアップ **2** 指示を1〜10の数字に変更

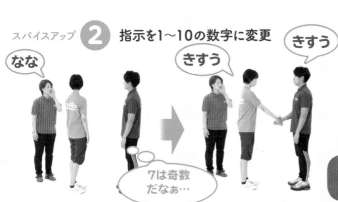

なな

きすう きすう

7は奇数だなぁ…

指示者は1〜10のうち数字を1つ言って指示を出します。実施者は、指示された数字が「奇数」か「偶数」かを言いながら、その動作を行います。

ポイント

数字が奇数か偶数か判断して動作しましょう。

タレントキャッチボール

キャッチボールをするエクササイズです。指示者の言葉に対応して投げ方を変えたり、発声する言葉を変えることで脳を活性化させます。

▶ **まずは基本動作をやってみよう** 　反復回数　3〜5回

1

1つのボールを用意し、向き合って、一方が指示者になります。
指示者は「上」「下」の指示を出してボールを投げます。

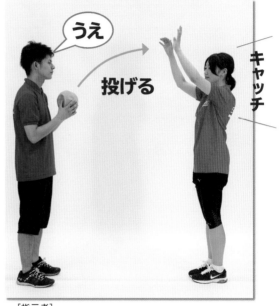

うえ

投げる

キャッチ

ポイント

一方の人が指示者になり、繰り返し続けます。

[指示者]

スパイスアップ **1** 　**指示の「上」「下」を「男」「女」に変更**

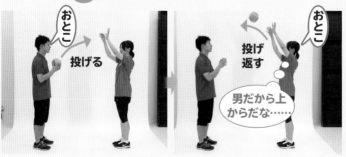

おとこ

投げる

投げ返す

男だから上からだな……

おとこ

指示の「上」「下」という声を「男」「女」に変更します。「男」の場合は上から、「女」の場合は下からボールを投げ返します。このとき、指示の言葉を繰り返しましょう。

2 ボールをキャッチしたあと、指示が「上」のときは、両手でボールを上から相手に投げ返します。このとき、指示の言葉を繰り返しましょう。

3 同様に指示が「下」のときは、両手で下からボールを投げ返します。

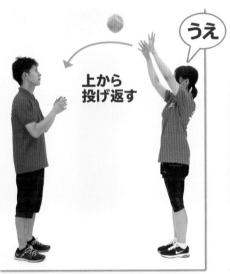

うえ

上から
投げ返す

した

下から
投げ返す

スパイスアップ **2** 投げ返すときに「タレント名」を連想

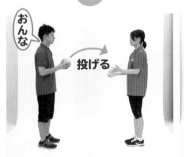

おんな

投げる

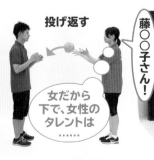

投げ返す

藤○○子さん！

女だから
下で、女性の
タレントは
……

投げ返すときに「タレント名」を声に発します。「男」と言われたら、男性タレントの名前を言いながら投げ返し、「女」と言われたら、女性タレントの名前を言いながら投げ返します。

10 キャッチ

指示者の声に合わせて、左右の手で別々の動きをするエクササイズです。注意力や判断力が試されます。

▶ まずは基本動作をやってみよう　　反復回数 4〜5回

1

3〜6名程度で輪になります。それぞれ、左手は輪をつくり、右手は人差し指を右隣の人の輪に入れます。

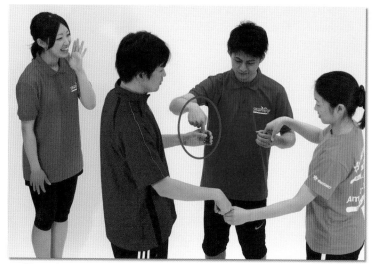

［指示者］

スパイスアップ **1** 「キャッチ」以外の言葉には反応しない

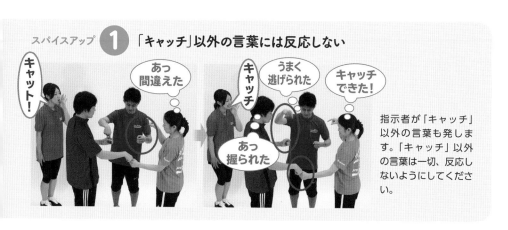

キャット！

あっ間違えた

キャッチ

うまく逃げられた

キャッチできた！

あっ握られた

指示者が「キャッチ」以外の言葉も発します。「キャッチ」以外の言葉は一切、反応しないようにしてください。

＼チェック／

以下の点に注意しましょう。

- ☑ 指示者の声かけのタイミングを工夫しましょう。
- ☑ スパイスアップでは指示する言葉を工夫します。「キャップ」「キャット」など、まぎらわしい言葉を使いましょう。
- ☑ 人差し指の抜き差しがしやすいように、左手でつくる輪はやや大きめにしましょう。

2

指示者の「キャッチ」という合図で、左手の輪はすばやく握り、右手の人差し指はすばやく逃げます。

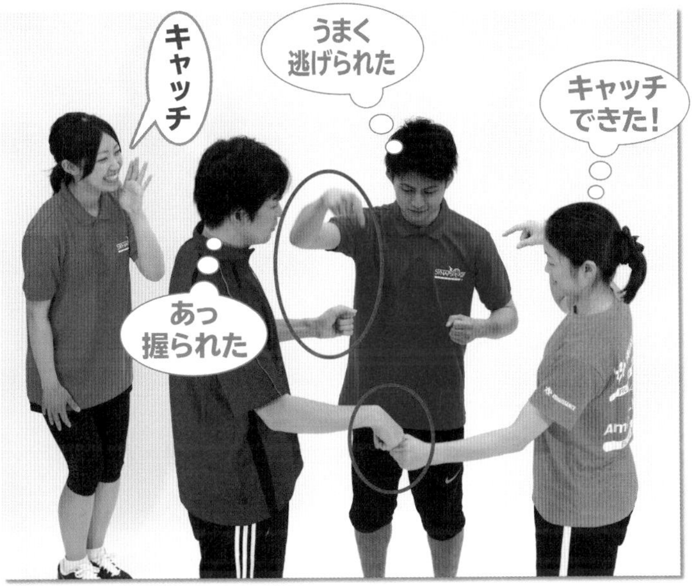

ポイント

人差し指の抜き差しが行いやすいように、左手でつくる輪はやや大きめにしましょう。

スパイスアップ 2 **「キャッチ」以外の言葉に反応する**

スパイスアップ①の反対です。「キャッチ」のときは反応せず、「キャッチ」以外の言葉で反応します。

5

人とのコミュニケーションを増やしましょう

社会的交流が
脳を活性化する

　人とのつながりなどの社会的交流を積極的にとる人は、着る物を考えたり、話すことを考えたり、周囲に気を配ったりするなど、さまざまな場面で頭を使います。人とのコミュニケーションは、脳機能を維持・向上させるのに効果的なのです。

　逆に、人や社会とのかかわりが少なく、家に閉じこもりがちな人は、脳への刺激が少なくなり、脳機能が低下し、認知症のリスクが高まると言われています。

　特に会話は重要です。自分や相手が一方的に話すのではなく、会話は相手と言葉をやりとりすることで成り立っているため、脳が情報の入出力と処理を繰り返しています。相手の言葉に応える、さらに言葉を返すというように、常に脳を使っているのです。

　家族団らんや地域の集まりへの参加、趣味やスポーツを楽しむなど、人や社会との交流がある毎日を過ごすことで、脳へ刺激を与え、イキイキとした生活が送れるでしょう。

第 **5** 章

脳と
シナプソロジー
の
関係を知る

心身の健康には
脳が健康でなければならない

脳機能の活性化を目的に開発された「シナプソロジー」。脳内の神経細胞や神経ネットワークがどのように働いて脳が活性化した状態になるのかを見てみましょう。

1 神経細胞のネットワークで構成される脳

脳内で情報はシナプスを介して伝わる

　人間の脳内の神経細胞は、一説には1000億から2000億あると言われ、大脳皮質だけで140億、小脳だけでも1000億という説もあります。

　神経細胞は、他の神経細胞とネットワークを形成して刺激を伝えていますが、直接には連続していません。神経細胞から出た突起の神経線維が手のように伸び、その末端が別の神経細胞に近づいて、ごく狭い隙間をはさんで向き合っています。この向かい合った部分がシナプスです。

　神経線維を伝わってきた電気的な刺激がシナプスに達すると、神経伝達物質が放出され、向かい合う神経細胞に刺激が伝わっていきます。ひとつの神経細胞には非常に多数（数千から数万）の神経細胞から神経線維が伸びてシナプスを形成しており、多くの情報が伝えられるのです。

　このネットワークに刺激が伝わることで、脳のすべての機能が行われています。結果として「見る」「聞く」はもちろんのこと、「感情」「記憶」「思考」などにつながるのです。こうした神経ネットワークやシナプスの働きをより活発にし、脳の機能を活性化することを目的としてつくられたのが「シナプソロジー」です。

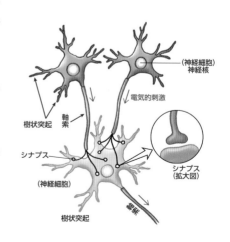

（神経細胞）
神経核

電気的刺激

樹状突起
軸索

シナプス

（神経細胞）

シナプス
（拡大図）

樹状突起

軸索

2 脳が健康な状態とは?

神経細胞が十分に機能。脳内の神経伝達物質のバランスが取れた状態

　健康とは、心身両面で良い状態であること。心の面では感情的に安定
し、記憶や判断力があり、意欲的に生きられることであり、身体面では
手足を自由に動かすことができ、内臓もよく機能している状態です。脳
はこれらすべてに関係しているので、健康であるためには脳が健康な状
態である必要があります。

　ここで重要なのが神経細胞同士で伝わる神経伝達物質です。これには
興奮させるものと、抑制させるものがあり、両者がバランスよく保たれ
ていることが必要になります。伝達物質の興奮性と抑制性のバランスが
よく取れ、伝達物質が多過ぎたり、少な過ぎたりしない状態であること
が、脳が健康な状態だと言えるのです。さらに意欲や本能、記憶、情動
などに関係した脳の広範囲にドーパミンなどの神経伝達物質に反応する
神経が分布していて、それぞれの神経を刺激しています。

脳が健康な状態

「興奮に作用する
伝達物質」
と
「抑制に作用する
伝達物質」
がバランスよく
伝えられている状態

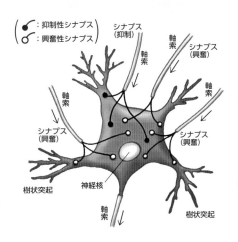

3 脳が不健康な状態とは？

神経伝達物質のバランスが崩壊。神経細胞が十分機能できない状態

　脳の血流の減少や加齢なども脳の神経細胞の機能を低下させますが、慢性的な過剰なストレスや運動不足、楽しみや興味を持って行動できなくなると脳の機能が低下し、神経伝達物質のバランスが崩れます。

　ストレスの蓄積によりセロトニンという神経伝達物質の分泌が減少すると、うつ状態を発症すると考えられ、また老化による神経細胞の減少やアセチルコリンなどの減少は、もの忘れやアルツハイマー病につながります。ドーパミンの減少はパーキンソン病、過剰になると統合失調症になる可能性が高まると考えられています。

　ただし、これまで神経細胞は再生しないと言われてきましたが、高齢になっても、脳を使って身体を動かすことで神経細胞の新生やシナプスの増加が起こることがわかってきました。意欲を持って身体を動かし、思考も前向きに生きることで、脳の健康を保つことができるのです。

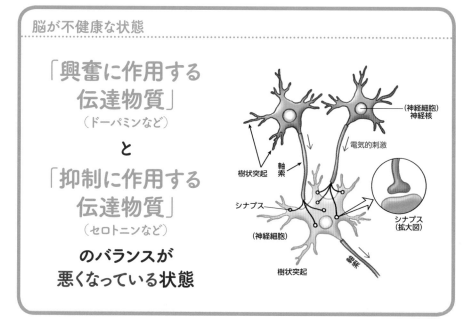

脳が不健康な状態

「興奮に作用する
伝達物質」
（ドーパミンなど）

と

「抑制に作用する
伝達物質」
（セロトニンなど）

のバランスが
悪くなっている状態

（神経細胞）
神経核

電気的刺激

樹状突起

軸索

シナプス

（神経細胞）

シナプス
（拡大図）

樹状突起

軸索

脳の働き・仕組みを知る

この項目では、脳そのものの働きや仕組みについて説明します。動物が持つ本能に加え、人間は進化の過程で、社会生活に必要な機能を脳につくっていきました。

1 脳に秘められた人間の本能

本能を包み込むように新たな機能が加わった脳

　人間は外界からの刺激を受け、それに反応する形で生きています。視覚や聴覚などの五感を通じて脳に刺激が届き、それらに対応する行動を取っているのです。人間は動物とは異なり、外からの刺激に加えて、記憶や思考などの内からの刺激にも対応していますが、その中心となる、外界からの刺激に対応するという意味では人間も動物も変わりません。

　生きていくための知恵とエネルギー、危険から身を守る知恵、子孫を残すための知恵は、人間を含めた動物に本能として備わっています。喜びや怒りを感じる力、獲物の捕獲、身に危険をおよぼす外敵の回避、異性を求めて子孫を残すなどの行動を取って生きていますが、これらもすべて脳内の神経伝達物質を介する神経ネットワークで行われているのです。

　人間の脳は動物と比較して複雑に進化していますが、本来備わっている本能的な機能を包む（層構造を成している）ようにして進化してきました。これもすべて神経ネットワークの発展により可能になったのです。

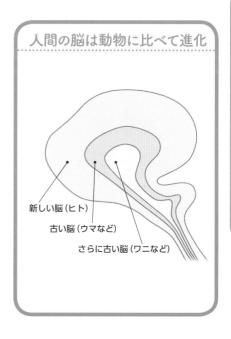

人間の脳は動物に比べて進化

新しい脳（ヒト）
古い脳（ウマなど）
さらに古い脳（ワニなど）

2 環境により適応していけるように進化した人間の脳

自分の行動を"意識"できるのは人間だけ

　人間の脳は、本能的なエネルギーと知恵を脳の中心に秘めながら、変化する環境に適応できるように大きな進化を遂げました。情動的なものから種々の感情へと進化し、さらに記憶が進化して、自分の行動を自覚する「意識」が生じました。「意識」には動物と共通の"目覚めている状態"を指す意味もありますが、自分の行動を自覚できるという意味での「意識」は人間だけに発展したものです。

　猿から類人猿、人間へと進化していく過程で大脳が発達。特に前頭葉が発達して意識が現れ、記憶や言葉の発達に伴い感情も多彩になりました。そして生きがいを追求するようになり、"今"だけを生きていたスタイルから、過去や未来を含めた生き方をするようになったのです。外界からの刺激に対して、総合的な判断や新たな価値を追求して生きるようになりました。これらも脳の神経ネットワークの働きによるものです。

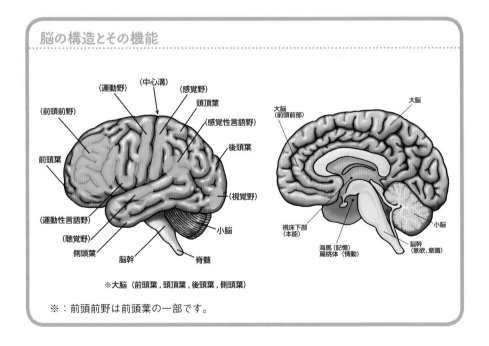

脳の構造とその機能

(前頭前野)　(運動野)　(中心溝)　(感覚野)
頭頂葉
(感覚性言語野)
前頭葉
後頭葉
(視覚野)
(運動性言語野)
(聴覚野)
小脳
側頭葉　脳幹　脊髄

大脳
(前頭前部)
大脳
視床下部
(本能)
海馬(記憶)
扁桃体(情動)
小脳
脳幹
(意欲、意識)

※大脳（前頭葉，頭頂葉，後頭葉，側頭葉）

※：前頭前野は前頭葉の一部です。

3 無意識に行われている自律神経系・内分泌系の働き

ホルモンの内分泌と自律神経の調節を行う機能

　脳の神経ネットワークをはじめ、身体のすべての機能が十分に行えるためには、体内の環境が一定に維持されていなければなりません。この「縁の下の力持ち」の働きをしているのが、自律神経系と内分泌系です。意識にはほとんどのぼりませんが大変重要な働きをしています。

　心臓や胃、腸の働き、呼吸、発汗などは自律神経でコントロールされていますが、この中枢は脳の中央の視床下部にあり、他の神経ネットワークとも密接に関係しています。内分泌系は身体の成長、体温維持、ストレスへの対処、性ホルモンの分泌などに関係。この中枢も脳の視床下部と下垂体にあり、自律神経と同様、他の神経ネットワークと密接に関係して機能しています。神経ネットワークの働きは、これらの自律神経系、内分泌系と相互に密接に関係しながら、身体を守り、脳を守り、環境に適応して人間が生きていけるようにしているのです。

自律神経を整え内分泌を促す脳の機能

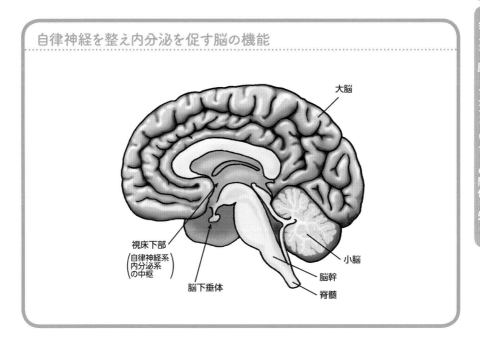

大脳

視床下部
(自律神経系
内分泌系
の中枢)

脳下垂体

小脳

脳幹

脊髄

シナプスを刺激する・シナプスって何？

ここでは脳の神経細胞同士をつなぐシナプスの働きを説明します。シナプソロジーの根幹を成す脳のシステムを理解してください。

1 神経細胞同士の"つなぎ役"シナプス

神経伝達物質を次の神経細胞へと伝達する

この章のはじめに説明したように、脳内に無数にある神経細胞はシナプスを介して連携し、情報を伝え合う神経ネットワークを形成しています。その神経細胞同士のつなぎ目の構造がシナプスであり、神経細胞から伸びた軸索と呼ばれる突起が、他の神経細胞やその樹状突起に接合しているのです。

そのつなぎ目にはシナプス間隙と呼ばれる狭いすき間があります（軸索、樹状突起をまとめて神経線維といいます）。軸索の末端にはシナプス小胞と呼ばれる、神経伝達物質が詰まった小さな袋があり、軸索を電気的な信号として伝わってきた刺激がシナプスに到達すると、この小胞からシナプス間隙に神経伝達物質が放出される仕組みです。これが向かい合う神経細胞の受容体（レセプター）と結合し、再び電気的な信号となって刺激が樹状突起を伝わっていきます。

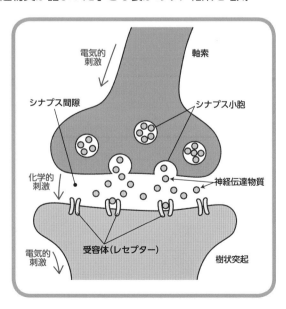

2 ひとつの神経細胞に無数のシナプス

脳内では数えきれないほどの情報が飛び交う

　神経線維を電気的な刺激で伝えられてきたものが、シナプスで神経伝達物質に伝わり、これが相手の神経細胞の受容体に結合して情報が伝えられるのは先に説明した通りです。また、ひとつの神経細胞には1万個にもおよぶシナプスがあり、膨大な情報が伝えられることになります。その情報を総和したものが新たな刺激となって、さらに次の神経細胞に伝えられていきます。こうした神経細胞が脳には1000億個以上、大脳皮質だけでも140億あり、これらが連携して神経ネットワークを作っているため、瞬時に膨大な情報を処理しながら機能できるのです。

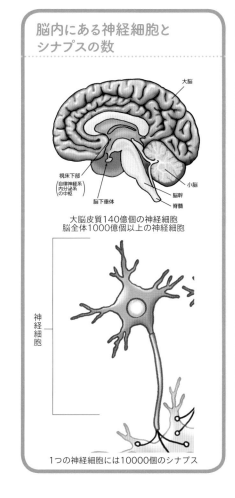

脳内にある神経細胞と
シナプスの数

大脳

視床下部
（自律神経系
内分泌系
の中枢）

脳下垂体

小脳

脳幹

脊髄

大脳皮質140億個の神経細胞
脳全体1000億個以上の神経細胞

神経細胞

1つの神経細胞には10000個のシナプス

シナプソロジーで
神経ネットワークが活性化される理由

シナプソロジーが、脳の活性化に良い影響を与える理由を解説していきます。特に大事な脳の機能を活性化するための工夫が込められています。

1 脳のネットワークを強化する

神経細胞に伝わる刺激を増やすことがポイント

　シナプスが脳の情報伝達を行う上で、大きな役割を果たしていることはご理解いただけたと思います。この項目では、本書で推奨しているシナプソロジーが、シナプス自体にどう影響をおよぼすかについて言及していきます。

　シナプソロジーは「視覚・聴覚・触覚といった五感に対する刺激」や「認知機能に関する刺激」を、身体を動かしながら反復して脳に与え続ける運動です。脳の神経細胞に伝わる刺激が増すと、刺激が少ない場合と比較して、よりたくさんの情報を伝えられるようになるため、結果として神経線維が太くなり、樹状突起も伸びて、刺激の伝達はさらに高まります。また、神経伝達物質が結合する受容体(レセプター)にも変化が起こります。受容体は、刺激の強弱で表面に出てくる頻度や数が変化するため、刺激が多ければ多いほど受容体の数自体も増えるのです。

　さらに、適度な刺激を与えることで、神経の樹状突起の数が増え、それに伴ってシナプスの数も増えていきます。脳をよく使って刺激を与えると数が増え、使わないでいると減ってしまうことが明らかになってきました。つまり、シナプソロジーによって刺激が増せば、情報もより伝達されるようになるのです。

　シナプソロジーは脳に適度な刺激を与えることによって、神経線維や受容体、シナプス自体に変化を起こし、神経ネットワークを強化させる効果を狙っています。

大事なのは意欲的に興味を持って行うこと

　神経細胞の数自体は、加齢とともに減っていきます。20歳以降は1日に数十万個も減少するとも言われ、80歳になると20歳当時の約40％が減少すると言われます。しかし、脳内の神経ネットワークは、適度な刺激を受けることで、年齢を重ねても増やすことができるのです。

　そのため、シナプソロジーを行う際に重要なのは、意欲的かつ興味を持つことです。これは仕事や趣味でも同じです。関心を持って、楽しいと思いながら行うだけで脳は活性化されます。神経細胞の数自体はほとんど増えませんが、シナプスを増やし、神経線維を太くすることで、高齢になっても脳機能の向上が期待できるのです。シナプソロジーを行う際は、面白さを感じながら、興味を持って取り組むようにしてください。

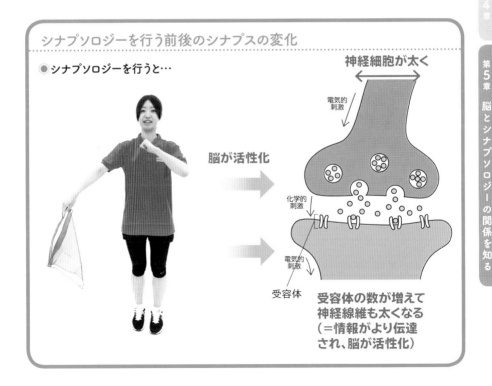

シナプソロジーを行う前後のシナプスの変化

● シナプソロジーを行うと…

脳が活性化

神経細胞が太く

電気的刺激

化学的刺激

電気的刺激

受容体

受容体の数が増えて
神経線維も太くなる
（＝情報がより伝達
され、脳が活性化）

シナプソロジーは脳にいい！

シナプソロジーがもたらす心身両面の変化を説明します。脳に適度な刺激が加わることで、認知機能、判断力、記憶力、集中力をはじめ身体機能などが向上します。

1 認知・運動・感情の脳機能が向上

五感で得た情報を判断して行動に移す認知機能

　脳は運動、記憶、感情などの機能を行っており、この働きが脳内で途絶えることなく行われています。これらに関係した脳がシナプソロジーによって活性化するのですが、なかでも重要なのが認知機能です。

　認知機能とは、環境から得た情報を記憶や感情と結び合わせて判断、反応・行動する一連の機能のことです。人間は何かを見たときに、関連があるいろいろなことを思い出したり、感情が浮かんできますが、これらの情報を総合的に判断して行動しているのです。また、「身体を動かす」「手足を動かす」といった行動も、脳からの刺激によって行っています。前頭葉から刺激が発信され、運動に関係した脳に届き、身体を動かすという仕組みになっています。

　感情や情動も大切です。「失敗したら嫌だな」などと考える必要はまったくありません。他の人たちと一緒に楽しく、笑いながら、気が滅入らないようにして取り組んでいきましょう。

認知機能とは

①環境から情報を取る

例：
お皿に乗っている
リンゴを見る

（情報を入手）

②記憶・感情と結び合わせる

例：
リンゴを以前に食べたときに
おいしかったことを思い出す

（感情）　⟷　（記憶）

結びつける

③判断して行動に移す

例：
お皿に乗っている
リンゴを食べる

（判断・行動）

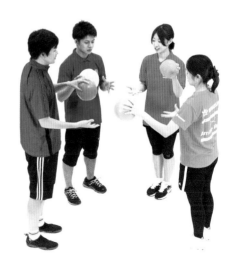

2 意欲的に取り組めば効果倍増！

集中力・記憶力・感情・身体機能に効果

　シナプソロジーでは、関心を持って意欲的に取り組めるように、その人に合った種目を行うことが大切です。難しすぎたり、覚えられないことをしても精神的な負担となってしまい、脳の活性にはつながりません。

　また、疲れ過ぎない程度の刺激がベストです。自分でやってみて、あるいは指示者が様子を見て判断し、年齢や健康状態に合った有効な種目を選択して行ってください。そして、スパイスアップによって、脳に新たな刺激を反復して与えていきましょう。

　さらには、シナプソロジーによって脳に与えた好影響が消えてしまっては意味がありません。同じ動作を繰り返しているように見えても、その影響が脳や身体に残って、次の動きを行うときに有効になるからです。

　プログラム自体が、良い形で刺激が積み重なるように構成されているので、地道に取り組んでください。意欲や集中力、判断力や記憶力のアップ、感情・情動の改善、身体機能の向上という効果が期待できます。

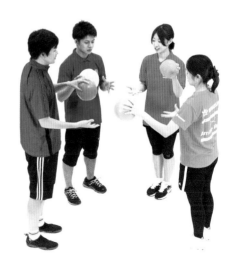

おわりに

自分のペースで楽しみながら続けましょう

　本書に最後まで目を通していただき、ありがとうございました。

　実際にシナプソロジーのエクササイズに取り組んでみて、いかがでしたか？

　一見、簡単な動作に見えても、いざ実施してみると「あれっ？」と戸惑ってしまったもの、スパイスアップすることで混乱してしまい、うまくできないものが多かったかもしれません。

　しかし、本書の中でも繰り返しお伝えしているように、「できる」ことよりも、新たな刺激に対応することが大事なのです。

　「しまった！　この動きではなかった」

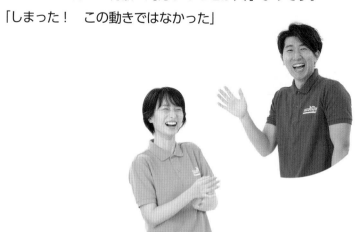

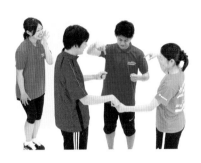
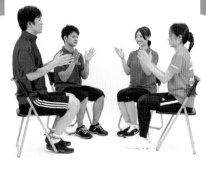

「スムーズに言葉が出てこなかった」

　このように、実際にシナプソロジーを行うなかで、皆さんの脳は何度も混乱したはずです。でも、スパイスアップで新たな刺激を繰り返し与えられ、脳が混乱しながらも行うことで、脳神経のネットワークが活性化し、認知機能や反応するスピードなどが上がっていくのです。

　ちょっとした空き時間にはお一人で、家族やお友達が集まったときは皆で一緒に、それぞれの状況に合わせて、シナプソロジーによる脳の混乱を楽しみ、脳の機能を高めていきましょう。

　　2020年7月吉日　シナプソロジー研究所

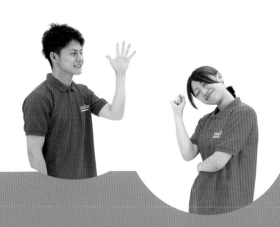

シナプソロジー養成コース・講座のご案内

シナプソロジーを「周りの人と一緒に楽しみたい」「職場で活用したい」「教える仕事がしたい」といった方を対象に、各種養成コースや講座をご用意しています。詳しい情報を希望される方はシナプソロジー研究所までお問い合わせください。

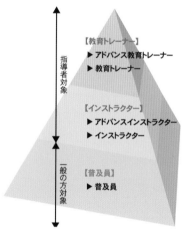

シナプソロジー研究所では、シナプソロジーの普及のため、さまざまな分野の方を対象に、各種養成コースや講座をご用意しています。

アドバンス教育トレーナー養成コース
インストラクター養成コースの開催および講師をしたい方へ

教育トレーナー養成コース
セミナー・ワークショップの開催および講師をしたい方へ

アドバンスインストラクター養成コース
普及員養成講座を講師として開催したい方へ

インストラクター養成コース
運動施設、健康施設、介護事業所、企業、子供向けスクールなどで指導されたい方

普及員養成講座
ご家族や友人など、身近な人とシナプソロジーを楽しみたい方

※受講料等の詳細はシナプソロジー研究所のホームページをご覧ください。 http://synapsology.com

※上記内容は変更される場合がございます。

広がる活用先

企業の研修、会議等の現場で
企業研修でのコミュニケーションの活性化や、会議での生産性向上に向けて活用中。

介護予防、介護の現場で
民間のデイケア、デイサービスなどの施設や自治体の介護予防の現場で活用中。

スポーツクラブの現場で
スポーツクラブのスタジオやプールのプログラムとして活用中。

子どものスイミングスクールやテーマパークなどの現場で
スイミングスクールのウォーミングアップとして、またテーマパークなどの親子イベントとして活用中。

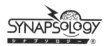

シナプソロジー研究所

〒130-0026
東京都墨田区両国 2-10-14　両国シティコア 3F　　株式会社ルネサンス

【お問い合わせ】 E-mail：synap@s-renaissance.co.jp

法人向け導入も増加中！
介護施設・スポーツクラブ・薬局等で約300社が導入中。
（2020年4月現在）
詳しくはお気軽にお問合せください。

シナプソロジーのfacebookページ、YouTubeチャンネルのご案内

シナプソロジー研究所公式 facebookページ

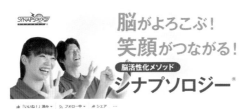

| シナプソロジー　facebook | 検索 |

コミュニティに参加して、シナプソロジーに関するイベント情報、最新研究結果、メディア掲載情報などをいち早くゲット！　シナプソロジーにご興味のある方は、ぜひご参加ください。

http://synapsology.com

シナプソロジー研究所公式 YouTubeチャンネル

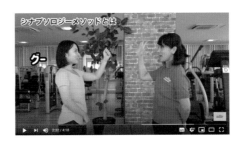

| シナプソロジー　YouTube | 検索 |

シナプソロジーの最新情報やエクササイズ等をYouTubeで発信しています！
ぜひチャンネル登録をして、ご視聴ください。

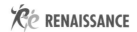

RENAISSANCE

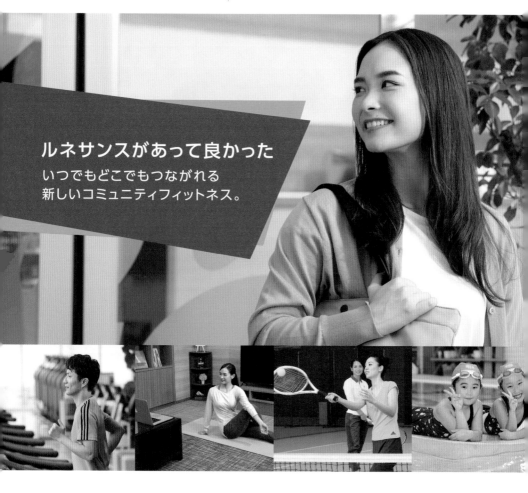

ルネサンスがあって良かった

いつでもどこでもつながれる
新しいコミュニティフィットネス。

わたしたちルネサンスは「生きがい創造企業」として
お客様に健康で快適なライフスタイルを提案します

OMOTENASHI
Japan service quality
＊ ＊

おもてなし規格認証 《紺認証》を取得しています

※おもてなし規格認証とは、サービス品質を「見える化」することで地域経済の活性化を図る経済産業省が創設した制度です。

全国に広がるルネサンスネットーワーク。

見学随時受付中！ 詳しくはWEBで！ ルネサンス 検索 ｜ 株式会社ルネサンス

［著者］

シナプソロジー研究所

2011年11月に「シナプソロジー」の普及を目的として発足。全国でスポーツクラブを展開する株式会社ルネサンスのメンバーを中心に、介護予防や自治体の受託事業に精通している人材や、大学などの研究機関とプロジェクトを組み、メソッドの開発および効果検証を行っている。研究所では、さまざまな分野の個人および企業・団体の方々を対象に、各種インストラクター養成コースを開講することで、シナプソロジーの指導者の育成・拡大を目指している。

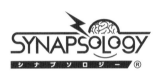

［監修］

藤本 司（ふじもと・つかさ）

昭和大学名誉教授（脳神経外科）。シナプソロジー医学顧問。アレクサンダーテクニークBC医学顧問、さがみリハビリテーション病院顧問、日本脳神経外科学会専門医、日本脳卒中学会専門医、日本認知症学会専門医・指導医、日本脳神経外科認知症学会顧問、日本脳神経超音波学会名誉会員。日本脳神経外科漢方医学会顧問、横浜地方裁判所専門委員、日本の脳神経外科の第一人者である。主な著書（一般書）に、『「脳卒中」と言われたら…―お医者さんの話がよくわかるから安心できる』（保健同人社）、『最先端を目指す脳外科医』（悠飛社）などがある。

構成・ライティング ● 三谷 悠
カバー・本文デザイン ● 二ノ宮匡（ニクスインク）
写真 ● 松岡健三郎、魚住貴弘
イラスト ● 中山けーしょー
DTPオペレーション ● 株式会社ライブ
モデル協力 ● 荻島悠平、遠藤静香、文勝鉉、近藤あゆみ
編集 ● 滝川 昂（株式会社カンゼン）

シナプソロジー、シナプソロジーロゴ、SYNAPSOLOGYは、
株式会社ルネサンスの商標登録です。

本書は、2013年3月に出版した
『脳を鍛えるには、楽しく「混乱」させなさい』の
内容を一新し、大幅に加筆修正したものになります。

簡単な動きで脳がイキイキ
「シナプソロジー®」
スポーツジム考案 1日10分の若返りエクササイズ

発 行 日 2020年8月13日 初版

著 者 シナプソロジー研究所
監 修 藤本 司
発 行 人 坪井義哉

発 行 所 株式会社カンゼン
〒101-0021
東京都千代田区外神田2-7-1 開花ビル
TEL 03(5295)7723
FAX 03(5295)7725
http://www.kanzen.jp/
郵便為替 00150-7-130339

印刷・製本 株式会社シナノ

ご意見、ご感想に関しましては、kanso@kanzen.jpまでEメールにてお寄せください。お待ちしております。